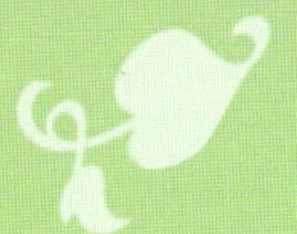

“黑发操”示意图

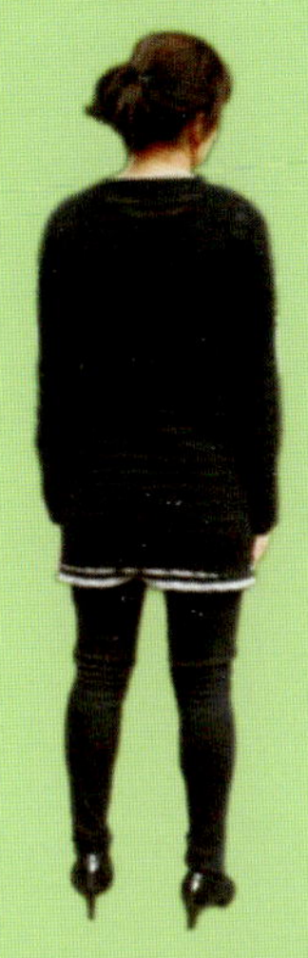

示意照1

双脚分开，与肩同宽

右手越过头顶，用拇指及食指的指甲，提拉左耳的耳尖穴（将耳朵擢起，尖头即是）27下（耳尖有疼痛感），还原。

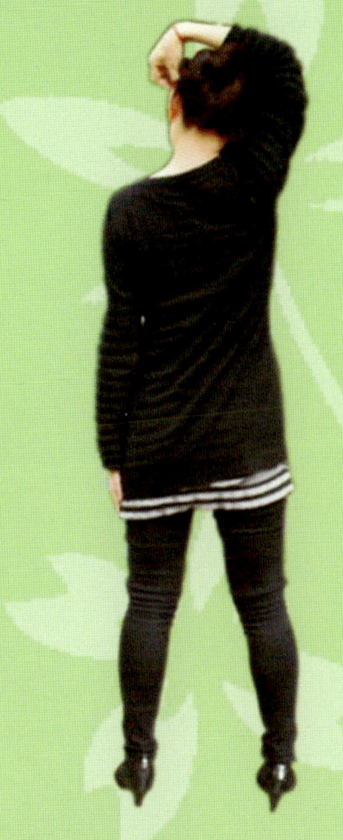

示意照2

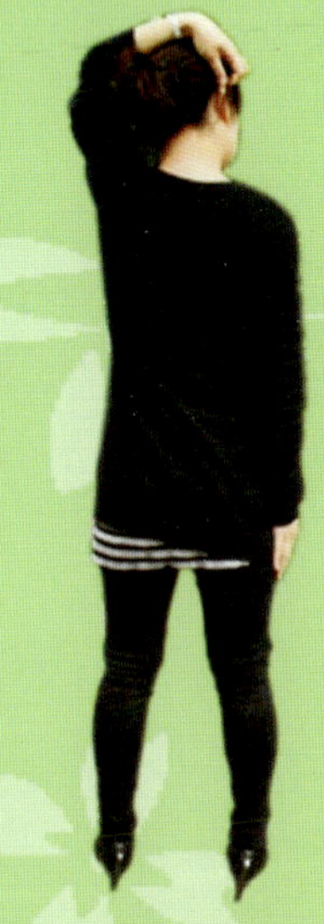

示意照3

左手越过头顶，用拇指及食指的指甲，提拉右耳的耳尖穴27下（耳尖有疼痛感），还原。

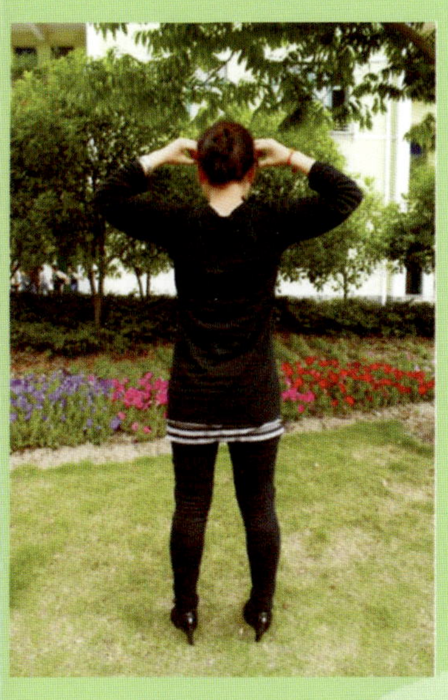

示意照4

左右手拇指及食指的指甲，分别提拉左右耳尖穴（有疼痛感），同步各100下。

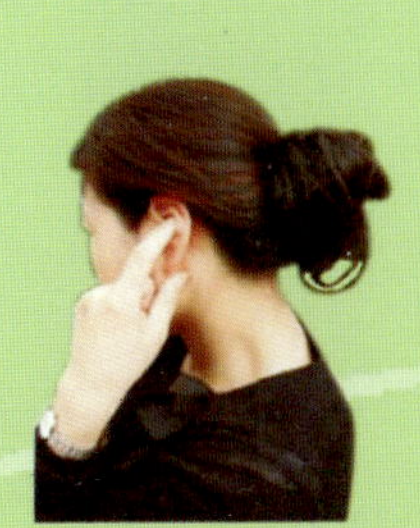

示意照5-1　示意照5-2

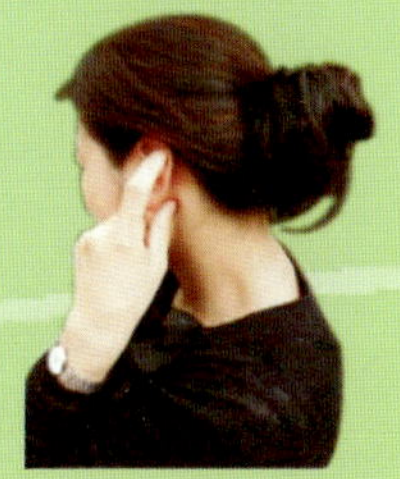

示意照5-3

用左右手食指指尖，分别按摩左右耳廓100下。

（演示：朱燕　摄影：施青云）

果蔬汁的受益者

父女坚持吃果蔬 健康美容气色好

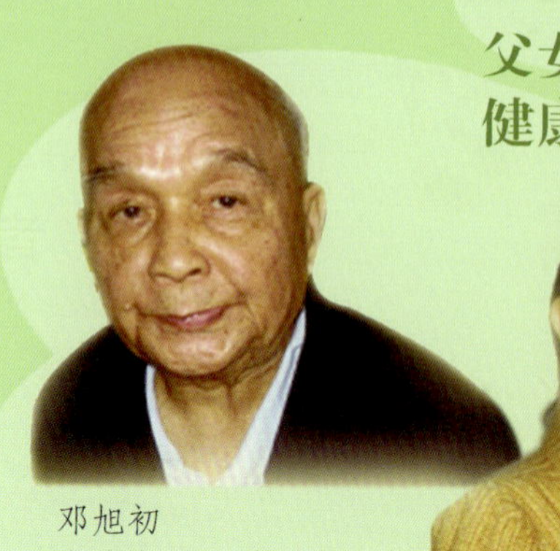

邓旭初
上海交通大学原党委书记，曾患脑梗，2009年起食用果蔬泥

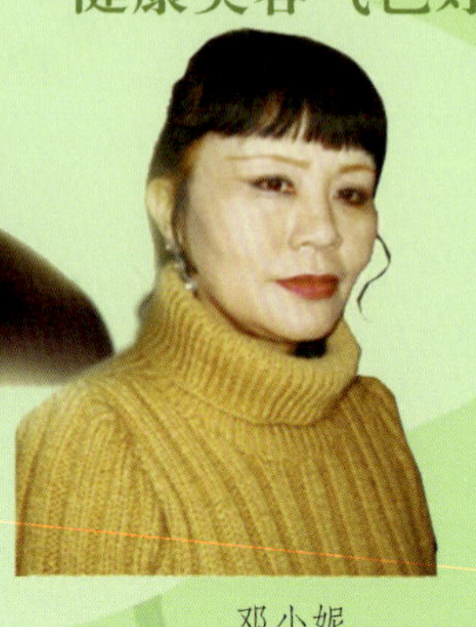

邓小妮
邓老之女，随父同食

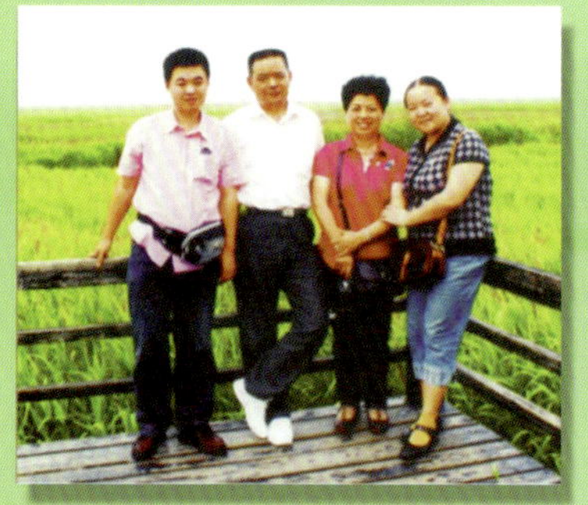

蒋显龙一家
全家饮用果蔬汁，养生保健乐融融

果蔬为伴

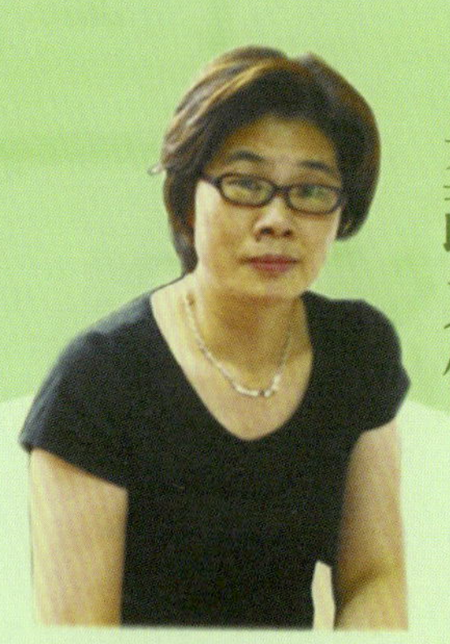

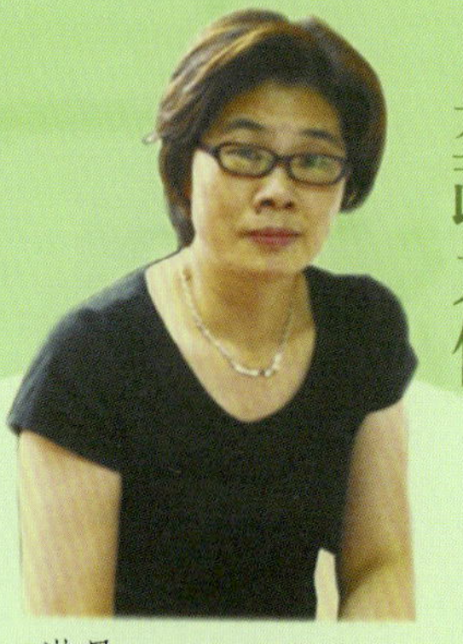

洪尽
公司白领，“果蔬汁，促美容”

无须化妆

邓彬
公司白领，坚持饮用果蔬汁

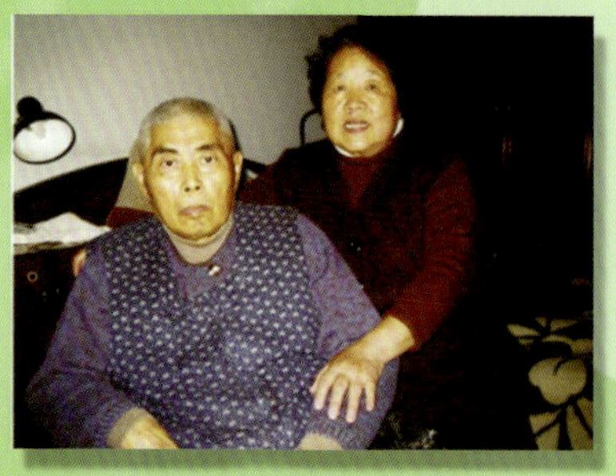

任君璧、杜秉钧夫妇
杜先生患糖尿病、脑梗、2004年起饮用果蔬汁

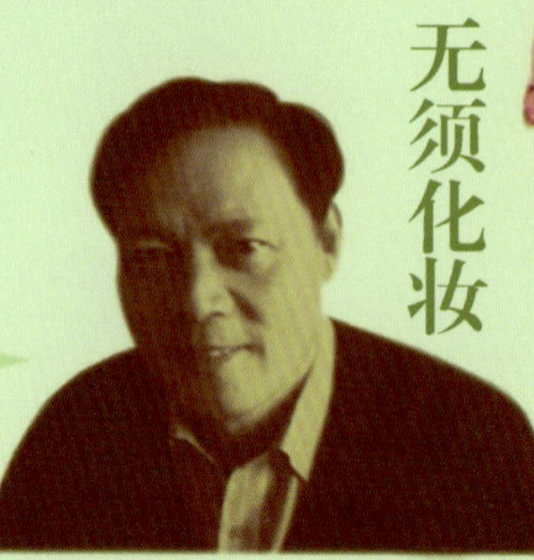

朱乐年
“百老讲师团”成员，患有糖尿病，以果蔬泥辅助治疗

北蔡敬老院集体饮食 果蔬汁

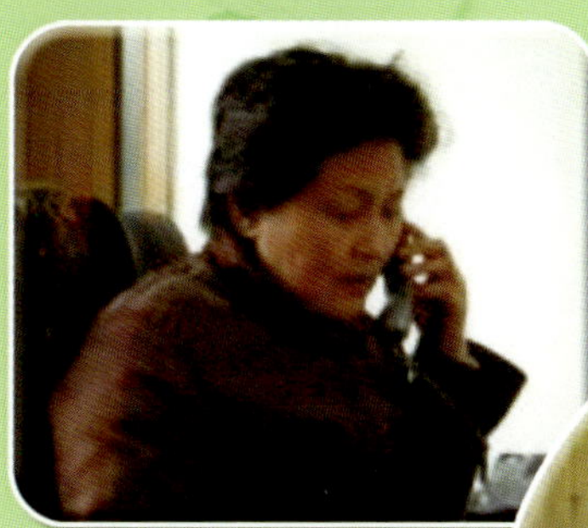

赵文蓉院长

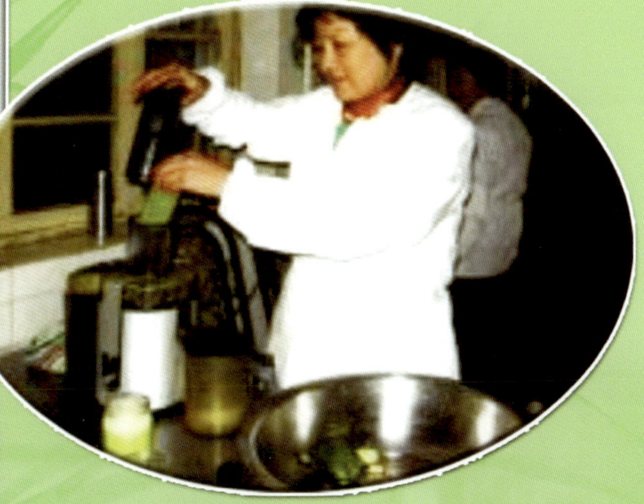

精心制作
工作人员在制作果蔬汁

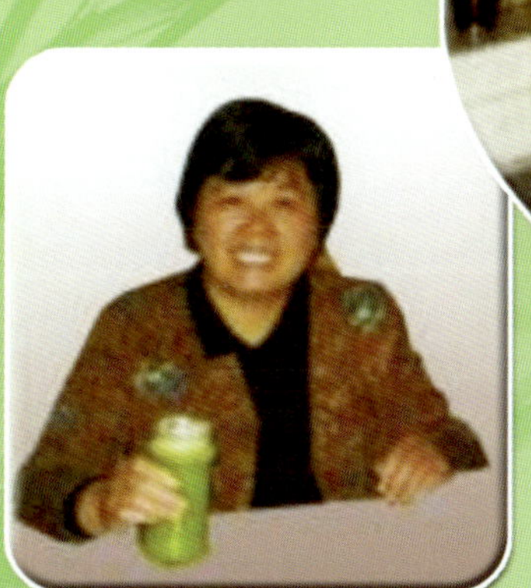

苏静华副院长

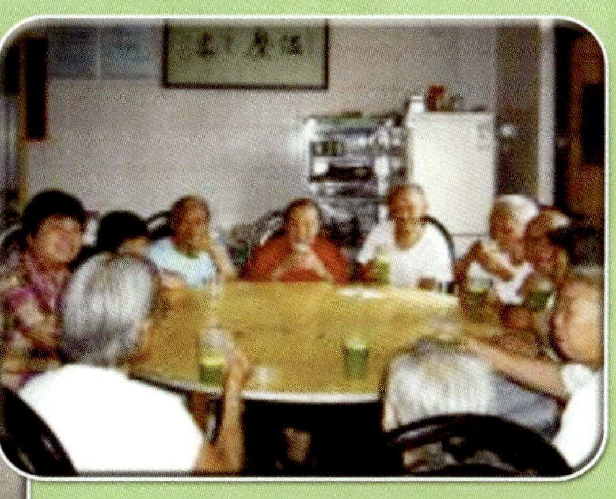

集体饮用
每天上午9：30老人们定时饮用果蔬汁

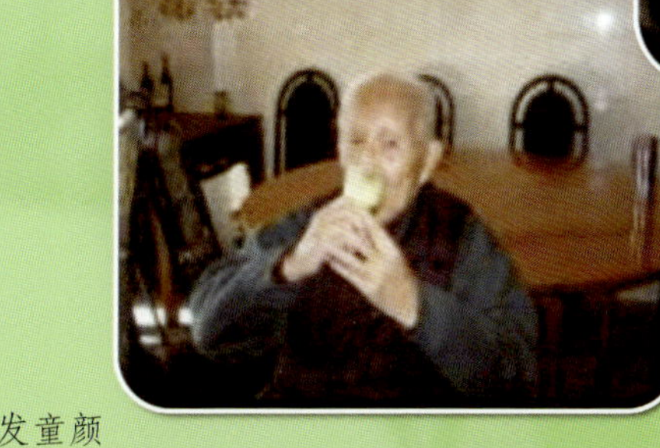

鹤发童颜
96岁的朱维善老人

（此页图片为2009年实地拍摄）
（供图：姚菁　范轶群　丁寅）

活过一百岁

龙华医院报

2008年
8月11日
星期一

院训(医院精神)：严谨 仁爱 继承 创新

LONGHUA HOSPITAL NEWS

上海中医药大学附属龙华医院主办　第162期　本期四版　内部发行

名医诊治　患者配合　胆石消失

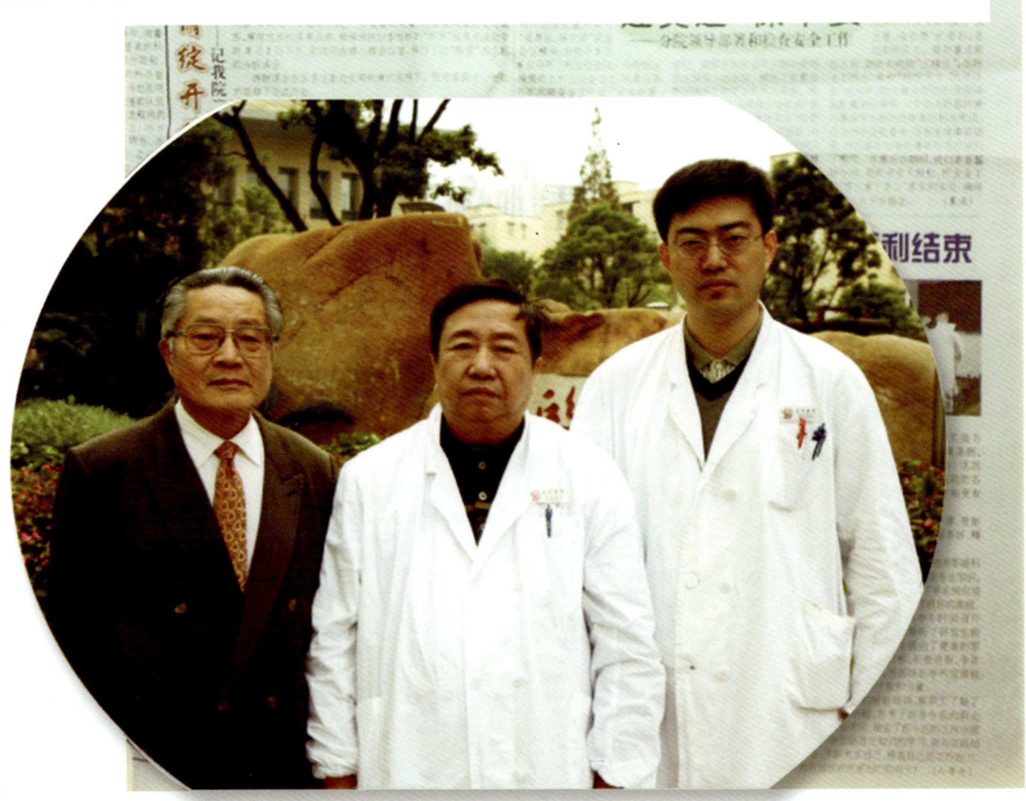

患者端木翰卿（左）　上海龙华医院名医朱培庭（中）　医学博士顾宏刚（右）

活过一百岁

（修订版）

预防是上游　治疗是下游　当今社会呼唤『力争上游』

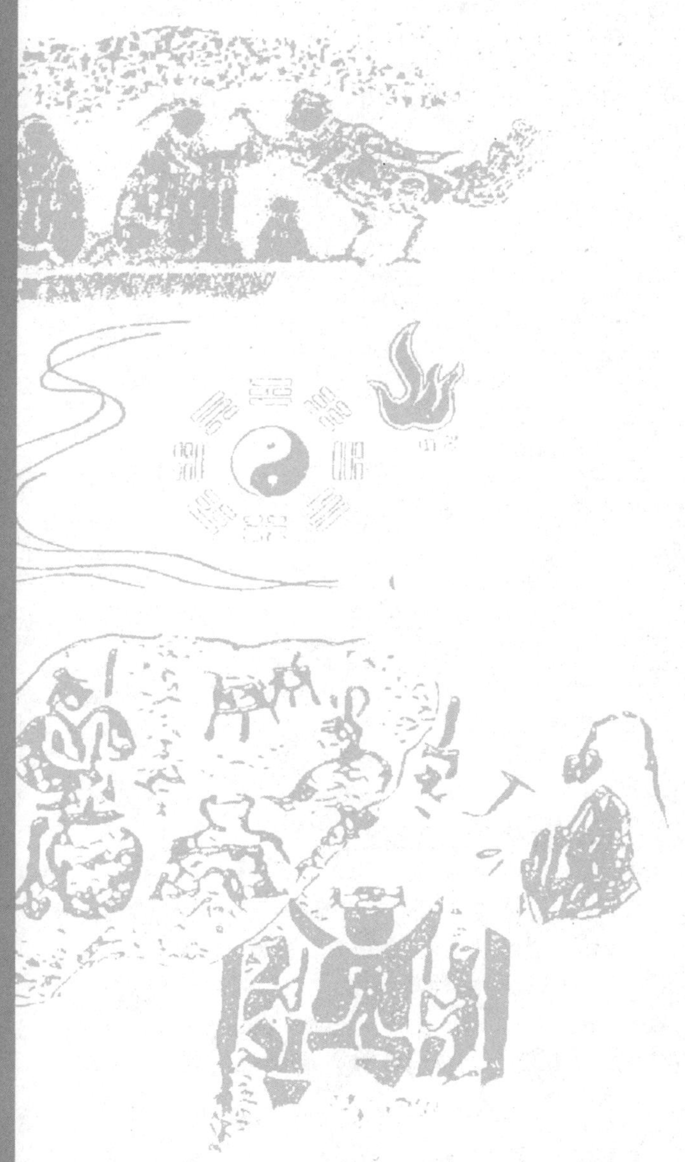

主　编　端木翰卿
副主编　邓建煦　范其恢

上海浦江教育出版社

图书在版编目(CIP)数据

活过一百岁/端木翰卿主编．—2版(修订版)．—上海：
上海浦江教育出版社，2012.5
ISBN 978-7-81121-220-4

Ⅰ．①活… Ⅱ．①端… Ⅲ．①保健知识 Ⅳ．①R161

中国版本图书馆CIP数据核字(2012)第073151号

上海浦江教育出版社出版

社址：上海海港大道1550号上海海事大学校内　邮政编码：201306
分社：上海蔡伦路1200号上海中医药大学校内　邮政编码：201203
电话：(021)51322547(发行)　38284923(总编室)　38284916(传真)
E-mail：cbs@shmtu.edu.cn　URL：http://www.pujiangpress.cn
上海图宇印刷有限公司印装　上海浦江教育出版社发行

幅面尺寸：169 mm×239 mm　印张：7.5　插页：4　字数：120千字
2006年11月第1版　2012年5月第2版　2012年5月第6次印刷

责任编辑：倪项根　封面设计：杨鹏广　责任校对：崔建光

定价：28.00元

修订版前言

茫茫宇宙，耿耿星河。

稍加回想与品味，我们就不得不感叹，大自然实在是法力无边。

它给人类提供了赖以生存的土地、阳光、空气和水，还有山川、森林、草地等，各种各样的植物、动物、微生物与人类相伴共生。

它对于地球上的万物都给定了一个基本的生命轮回。比如任何植物都有一定的生命周期，像龙血树、银杏树这样历经千年万年的精灵；比如动物也有一定的生命周期，像乌龟可以活几百年才渐渐老去。对于人类，情况就要复杂得多。

人类的自然寿命，科学地说，应该是其性发育年龄的8～10倍。如果按男女平均在15岁发育计算，那么人类的寿命应该在120～150岁。

从远古的时代至今，人类的寿命总体上是在不断增长的。远的不说，从1840年鸦片战争到1921年中国共产党诞生的80年间，中国人的平均寿命在55～60岁之间；从1921年到2000年的80年间，中国人的平均寿命在65～70岁之间。

由于战争以及疫病的流行，在某一个特定的时代，人类的生存状况惨不忍睹。尽管古代中国也曾经有一些见诸正史记载的长寿人物，但那毕竟只是个别现象，没有普遍意义。

到了社会生产力高度发达的今日，赶上了政治安定，社会和谐的好时代，中国人的人均寿命与过去相比，已经有了极大的提高。根据相关统计资料，当今中国的人均预期寿命已经达到75岁。在这个平均数据的基础上，有很多人活过了80岁、90岁、100岁，甚至更大的年龄。以上海为例，2002年统计的百岁以上的老人数量是20位；到了2010年已上升到930位；截至2011年12月31日，上海100岁及以上老人已有1 156人，其中男性249人，女性907人。政府给他们定期发放补贴，引导社会形成尊老爱老的良好风尚。中国进入老龄社会，是一个不可逆转的趋势，需要管理者认真应对；而对于普通的个体来说，更多关注的还是自己是否也可以像那些老寿星一样，活过一百岁。

活过一百岁，不仅是一个美好的愿望，其实也应当成为我们人生的一个目标。

在我们看来，活过一百岁是一个系统工程，它绝不是仅仅依靠某一个方法、或者某一项运动、或者某一味补药、或者某一种药膳就可以实现的。它需要的是平和心态下的各种因素的综合作用。

人的寿命长短，是遗传因素、客观因素、主观因素，甚至偶然因素的综合结果。因为每个人都有独特的遗传基因，所以我们没法预测某个人的预期寿命，也无法知道哪些因素对某个人的长寿是最重要的。在任何时候，都会有人很年轻就夭折，有人极其长寿，而绝大部分人的寿命都处于这两个极端之间。

本书主编、副主编和大多数撰稿人，均没有医药背景。他们是以患者的身份，抱着求医问药的态度，去探求药食同源，并以自己最终摆脱药物依赖的实践来写这本书的。因此，没有高深的理论，没有复杂的推导，没有冗长的说教。所写的内容，就是与健康长寿有关的实践，是每位实践者自己的看法、想法、做法以及效果的真实记录，从而使本书具有可靠性、可读性和可操作性。

总而言之，健康长寿无非就是两大块，一块是物质基础，一块是精神意念。

所谓物质基础，本书提供给大家的是经过很多人的实践并被证实有效的果蔬汁养生法，即“蔬菜水果，养生祛病”。

此外，我们在书中新提供了黑发粥、黑发操等的实践记录，即“五谷杂粮，养生祛病”。

我们一直认为，中医是大自然赐予中华民族的一大瑰宝。其中，确有适合我们这个民族的精髓和要义。于是，我们在书中抛砖引玉式地介绍了一点关于中医的知识，希望广大读者朋友能够喜欢并且能应用到自己的生活中。

无论是年轻人，还是中老年人，心理上的平和稳健、淡定从容，对于健康有着十分重要的意义。于是，本书专门提供了《养心，长寿的妙药》一文和《生命之树长青》主题健康漫画，供大家阅读欣赏。

最后，还想说，我们追求健康长寿的目的，不是为了争当长寿冠军，也不是为了苟活几年几月几天，而是为了拥有一个健康快乐、充实随心、老有所乐、不受疾病折磨的幸福晚年。

愿本书的读者朋友们健康快乐地活过一百岁。

愿人人活过一百岁

——写在本书第1版第4次重印之前

尊敬的读者：

《活过一百岁》自2006年11月出版以来，受到了广大读者的青睐。坚持饮食果蔬汁（泥）的个人与群体越来越多，如上海浦东新区北蔡敬老院的集体饮食，脑梗患者杜秉钧、糖尿病患者朱乐年为配合治疗而饮食，公司白领们的日常饮食……他们中有不少人对饮食果蔬汁（泥）的效果进行了初步的总结，这些资料初步显示：坚持食用以苹果、苦瓜、西芹、黄瓜、甜椒为配伍的果蔬汁（泥），确有降低人体过高的血脂、血糖、血压、血尿酸及通便的作用；对与上述“四高”有关的疾病，如高血压病、高脂血症、糖尿病、痛风、动脉硬化及胆道疾病等，有较好的治疗（或辅助治疗）效果；此外，还有一定的美容作用，长期饮食可使人容光满面。这次重印时我们把部分读者的体会文章收入书中。

鉴于漫画也是读者喜闻乐见的一种宣传载体，本次重印时我们仍予保留。愿大家笑口常开，并在笑声中获得健康与幸福，在笑声中愉快地活过一百岁！

端木翰卿

2009年3月

第 1 版 前 言

2005 年 7 月 2 日，《新闻晨报·健康周刊》以《一家门喝果蔬汁》为题，介绍我实践本书中的“自制果蔬汁”的体会。以后，又选刊本书中的健康漫画——《生命之树长青》——苏州七旬漫画家范其恢先生的新作。

2006 年第 2 期的《上海支部生活》又以《一家都喝果蔬汁》为题，转载上文，并公布了我的咨询电话。

之后，我便接到了不少来电。从读者的来电中，我得知：目前，上海患高血压、高脂血症、高血糖和便秘者人数惊人。如果“果蔬汁”能全面推广，那么对防治这些疾病，会多少起些作用。这对于缓解目前的看病难、看病贵，也是一个有益的措施。

《自制果蔬汁》的作者邓建煦，是本书副主编。他原系深圳大学法律系教授，在多次应邀去美国哈佛大学讲授环境法律的过程中，不断观察国外的环境与饮食；在年届七旬，为受冤群众申诉的过程中，体力不支，为打赢官司，而萌生喝自制果蔬汁的创意。

《自制果蔬汁》一文，曾于 2004 年 10 月 28 日，在江苏省如皋市举办的“中国长寿之乡联合论坛”上发表。现在，经其修改后收入本书。邓建煦因非学医出身，医药功底不到之处，敬请读者批评指正。来信地址：上海浦东蔡伦路 1200 号(邮编 201203)上海中医药大学出版社转。

欢迎与我们互动。

端木翰卿

2006 年 7 月

目　　录

五谷蔬果　养生祛病

养心与长寿

生命之树长青

五谷蔬果　养生祛病

上古之人，其知道者，法于阴阳，和于术数，食饮有节，起居有常，不妄作劳，故能形与神俱，而尽终其天年，度百岁乃去。

蔬菜水果　养生祛病

一种疏通血管提高免疫力的果蔬汁的配方及制取方法

近年来，轰动全球的心脑血管病的绿色疗法——“蔬菜水果，养生祛病”，受到患者的热烈欢迎。

因为常规的心脑血管药物，在治病的同时，对患者产生的潜伏危害，难以避免。只有通过科学的食疗方法，激活人体自身的血液循环机制和抵抗疾病的能力，才能使心脑血管病患者恢复真正的健康，实现长寿的愿望。

从《活过一百岁》第1版的众多读者的反馈信息得知，果蔬汁不仅有助于高血黏、高血脂、高血压、高血糖、高尿酸、冠心病、脑中风、糖尿病、胆囊炎、胆结石、荨麻疹、青春痘、啤酒肚、胆囊息肉、胆囊结石的逐渐祛除或缓解，而且还能解便秘、促美容、清口气、抗感冒。

一、基本配方(2人份)

1. 苹果1个(放2个，口感更好，每个重约150～200克，去把、籽、核)
2. 西芹2瓣(每瓣重约80克)
3. 黄瓜1个(重约80克)
4. 甜椒(灯笼椒)1个(重约80克，去把、籽)
5. 苦瓜半个(重约80克，连皮带籽投入)

二、制取方法

1. 洗：将果蔬先洗一遍。
2. 泡：将洗净的果蔬放在清水中泡1小时左右，用以稀释农药残留。
3. 清：将泡过的果蔬再用清水冲一遍。用流水冲洗，并用手轻轻搓一搓。
4. 过：用饮用水过一遍。
5. 榨：将以上食材，分别放入榨汁机内，榨成汁。去渣，饮汁。

三、食用时间

空腹饮食，如早餐前、临睡前或者在两餐之间的空腹状态。

四、注意事项

1. 该果蔬汁，性偏寒，体质虚寒者应慎用。若想尝试一下，可先用苹果榨汁，待无不良反应以后再依次放入黄瓜、西芹、甜椒，最后放入苦瓜。

2. 高血压者可适量增加西芹。糖尿病患者可适量增加苦瓜。想美容者，适量增加黄瓜和甜椒。

·相关链接·

院士支招，如何应对食品安全恐慌

不少市民担心蔬菜上的农药残留超标，用洗涤剂浸泡30分钟去农药，结果是用一种化学物质处理一种化学物质，还会造成维生素流失。最好的办法应该是用流水冲洗，用手轻搓一搓，这样就可以除去蔬菜表面大部分的农药残留。

（摘自2008年10月31日《报刊文摘》第2588期第4版）

饮用实践

本书主编端木翰卿是2001年被上海龙华医院胆病专家宣告“若不摘除胆囊，有可能癌变”的病人。自2004年起，饮食果蔬汁。到2008年，竟作为健康人，协助这位专家在特需门诊接待胆石病人，讲述“名医诊治、患者配合、胆石消失”。2008年8月11日第162期《龙华医院报》，刊登“讲述”内容。

本书副主编邓建煦是2003年初开始食用果蔬汁的。此前头部经常出现针刺一样的疼痛，检查发现血黏度增高。食用了1个月的果蔬汁后头不痛了。同年8月再做检查，尚有5项指标不正常。2004年2月再次化验已基本正常。血脂检查：2001年9月在未食用果蔬汁时，总胆固醇偏高为4.91，(2004年4月检查已降到3.97)。低密度脂蛋白胆固醇下降到2.06(正常值2.1～3.1)。2001年9月体检时血糖偏高为6.04，(2004年4月检查已降到4.56)。尿酸2001年9月体检偏高为412，(2004年4月检查降到381.6)。经食用两年零三个月果蔬汁，不仅上述指标渐渐趋于正常，而且有12年历史的胆囊管结石、胆囊息肉等疾病也随之消失。

发明专利申请公布通知书附后：

附件：

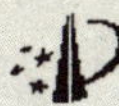

中华人民共和国国家知识产权局

XQ00787685711

518000

广东省深圳市福田区深南中路南光捷佳大厦 1004 室

深圳市深远专利商标事务所

褚治保

申请号：2007101244022

发文日期

2008 年 05 月 09 日

申请人：邓建煦

发明创造名称：一种疏通血管提高免疫力的果蔬汁的配方及制取方法

发明专利申请公布通知书

上述专利申请，经初步审查符合专利法及其实施细则的有关规定，根据专利法第三十四条规定，该申请已在第24卷，第16期发明专利公报上予以公布。

注：附公布说明书一份。

提示：

发明专利申请人可以自申请日起三年内提出实审请求，并同时缴纳审查费。申请人逾期不请求实质审查的或逾期不缴纳审查费的，该申请被视为撤回。

根据专利法实施细则第九十一条规定，凡向专利局缴纳各种费用的应写明正确的申请号或专利号以及费用名称，未写明的视为未办理缴费手续。

审查员：韩维平

2008 年 4 月 21 日

审查部门：初审及流程管理部

中华人民共和国国家知识产权局 专利审查业务章

21227
2002.8

回函请寄：100088 北京市海淀区蓟门桥西土城路 6 号 国家知识产权局专利局受理处收

（注：凡寄给审查员个人的信函不具有法律效力）

有益健康的新鲜果蔬汁

■ 蒋一方

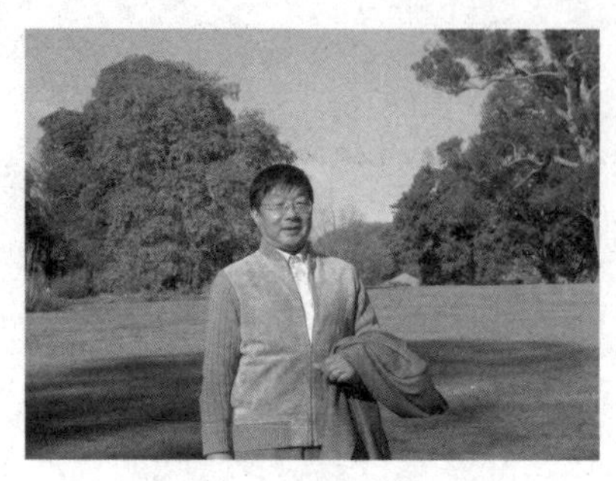

蒋一方研究员近照

果蔬汁又可称为果菜汁，是目前流行的一类新型健康饮料。它是指从新鲜水果及蔬菜中采用压榨或其他方法制取的汁液，基本上保留了水果及蔬菜的营养素。果蔬汁中含有丰富维生素和矿物质，在烹调过程中维生素常常受到不同程度的破坏，而果蔬汁中的维生素基本上得到了保留。果蔬汁常选用不同的水果和(或)蔬菜做原料，其配方可以由一种水果或蔬菜组成，但经常采用多种果蔬搭配。由于搭配的不同可呈现出不同的保健功能，大体上包括美容、益齿、护眼、通便、降血脂、降血糖、降血压、凉血、解毒、消肿、防癌和增进健康等。

“苦瓜苹果复合汁”为深圳大学法律系邓建煦教授所创制。《活过一百岁》主编端木翰卿先生全家长期服用后深感其有一定保健功能，他和他的儿子腰围减少了，妻子与女儿便秘均解除了。他们的经验在报刊上作了介绍：《新闻晨报》、《上海支部生活》登载了他们全家服用后的良好效果。笔者应他之邀，特撰写一篇评估及推广文章，向广大读者介绍。该果蔬汁的组成及配方如下(约为 2 人份)。

1. 苹果 1 个(中等大小约 150 克)
2. 西芹 2 瓣(约 80 克)
3. 黄瓜 1 个(重约 80 克)
4. 甜椒(灯笼辣椒)1 个(约 80 克)
5. 苦瓜半个(重约 80 克)

该果蔬汁以苦瓜为重要原料，以苹果调味，故简称为“苦瓜苹果复合汁”。现就其组成成分作一营养分析。

苦瓜　每 100 克苦瓜中含有热能 19 千卡，蛋白质 1 克，脂肪 0.1 克，碳水化合物 4.9 克，粗纤维 1.4 克，胡萝卜素 0.1 毫克，维生素 B_1 0.03 毫克，维生素 B_2 0.03 毫克，维生素 C 56 毫克，尼克酸 0.4 毫克，钙 14 毫克，磷 35 毫克，铁 0.7 毫克，钾 256 毫克，镁 18 毫克。

西芹　又称美芹，每 100 克芹菜中含热能 19 千卡，蛋白质 2.2 克，脂肪 0.3 毫克，碳水化合物 1.9 克，粗纤维 2.5 克，钙 40 毫克，磷 25 毫克，铁 0.5 毫克，钾 287

毫克，镁 10 毫克，胡萝卜素 0.11 毫克，维生素 $B_1$0.03 毫克，维生素 $B_2$0.04 毫克，维生素 C 6 毫克，尼克酸 0.3 毫克。

黄瓜 每 100 克黄瓜中含热能 11 千卡，蛋白质 0.9 克，胡萝卜素 0.13 毫克，维生素 $B_1$0.015 毫克，维生素 $B_2$0.045 毫克，维生素 C 7 毫克，钙 39 毫克，磷 46 毫克，铁 0.45 毫克，钾 24 毫克，锌 0.3 毫克。

甜椒 每 100 克甜椒中含热能 21 千卡，蛋白质 1 克，脂肪 0.2 克，碳水化合物 5.4 克，胡萝卜素 0.34 毫克，维生素 $B_1$0.03 毫克，维生素 $B_2$0.03 毫克，维生素 C 72 毫克，尼克酸 0.9 毫克，钾 142 毫克，钙 14 毫克，磷 20 毫克。

苹果(红富士) 每 100 克苹果中含热能 45 千卡，蛋白质 0.7 克，脂肪 0.4 克，碳水化合物 11.7 克，粗纤维 2.1 克，钙 3 毫克，磷 11 毫克，铁 0.7 毫克，钾 115 毫克，镁 5 毫克，胡萝卜素 0.06 毫克，维生素 $B_1$0.01 毫克，维生素 C 2 毫克。

从上述的营养分析来看，该果蔬汁最显著的特点是含有丰富的微量元素钾(824 毫克/全汁)及维生素 C(143.80 毫克/全汁)，这个数量已经具有重要的营养价值。据邓教授自己服用一年多后的经验介绍，可以降低胆固醇、低密度脂蛋白、血糖及尿酸。为了更好体验，笔者亲自制作并品尝了此汁，获得了第一手资料。

苦瓜是一种好食品，我国不少名人都十分爱吃。著名营养学家赵霖在一次会议上曾介绍用苦瓜治好了一位老年糖尿病人。但许多人因其味太苦而不得不放弃，笔者也是如此。让我感到非常惊讶的是，新鲜苦瓜汁本身虽有一点苦味，但在此果蔬汁中并没有苦味，而且该果蔬汁味道十分甜美，好喝。我比较了有苦瓜及无苦瓜两种果蔬汁的区别。无苦瓜时味厚偏甜，有苦瓜时味略薄，有清凉爽口感但无苦味。这就解决了许多人不能吃苦瓜的难题，该果蔬汁能为大多数人长期饮用。该果蔬汁具有保健功效是有一定的依据，据《中国医学大辞典》记载，苦瓜苦寒无毒，有明目清心、除烦热、解劳乏之功效。黄瓜甘寒，有清热、解渴、利水道之功效。西芹参考水芹，甘平，有通气、益气、养精止血、保血脉、利口齿、通大小便、治伏热之功效。此外，中外学者都认为苹果是很好的水果，人们常说：一天一苹果，疾病远离我。甜椒富含维生素 C。在当前快餐时代，人们饮食结构与饮食习惯发生了很大的偏差，许多人嗜好肉食、洋快餐、充气饮料及油炸食品等高能量食品，不爱吃蔬菜或水果，因此高血压、高血脂、糖尿病等生活方式病在我国大中城市普遍流行。在这样的大背景下来介绍这个有特殊保健功能的饮料，就非常具有现实意义。

笔者采用榨汁机来加工，其特点是将大部分固态食物除去，只取其汁来饮用，是一种低能量的饮料。而且果蔬汁的颜色翠绿靓丽，口感甜爽，现榨现喝，保留了最大的营养价值。该果蔬汁以空腹食用比较适宜，如早餐前，午后或晚餐后。饮用时要慢慢品尝，让它在口腔中停留的时间长一点。笔者对配方作了一点点的改动，仅取了四种成分，不用甜椒，因为有时甜椒会有一点辣味。笔者认为配方中的蔬菜与水果的数量可以略有变动，如果苹果多一点，汁味会甜一点。有高血压、糖尿病或高血脂者，可以增加苦瓜的量。另外，苦瓜子不要弃去，其仁可以生食，据《中国医学大辞典》记载，其有益气壮阳的功效。总之，笔者愿意向广大读者推荐，这是一种可以长期饮用、味美、有一定保健功能的健康饮料。该饮料性偏寒，故体质虚寒者，应慎用。

本人服用果蔬汁近 4 个月的体会：

我是一名慢性高血压患者，有家族史。由于长期从事儿童营养研究以及科普写作，工作比较劳累，虽然坚持服用降压药，但血压的控制也不如人意。服用果蔬汁前，收缩压基本上控制在 140～150 mmHg，舒张压则在 90～100 mmHg。2006 年 4 月中旬经端木翰卿老师的推荐开始服用果蔬汁，至今已近 4 个月。我用臂式血压计监测血压。服用 2 个月后，收缩压基本上控制在 130～140 mmHg，舒张压则在90 mmHg 上下，血压情况基本稳定。目前已服用近 4 个月，收缩压基本上控制在 120～130 mmHg，舒张压则在 80～90 mmHg。我个人的经验表明这种天然果蔬汁具有良好的降血压功效。由于我长期服用排钾潴钠的利尿药，而该汁中富含钾离子，对维持本人钠钾平衡很有帮助。我将继续服用，并希望能逐步减少降压药用量。

【附】作者简介

蒋一方，男，1944 年生，研究员，上海交通大学附属儿童医院营养研究室主任（已退休），国家科技部特聘项目评审专家、中华预防医学会儿保分会疾病预防组专家、上海市医学会“肥胖儿童健康之家”主任委员。

果蔬汁，医疗保健理念的革命

■ 邓建煦

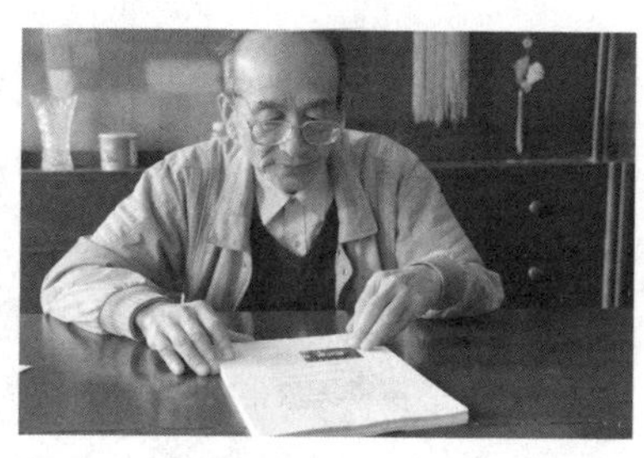

“在人们越来越注意健康、保健的当下，家庭自制果蔬汁也成为一种时尚，不过，并不是每一种果蔬汁都可以达到上佳保健效果。70 多岁的深圳大学退休教授邓建煦自创一种特制（鲜榨）果蔬汁，自己服用了几年后，身体上有许多疾病都出现了不同程度的好转，为了让大家都能拥有健康，我们将这种果蔬汁的配方公布，以飨读者。”这是《深圳商报》为介绍我的果蔬汁配发的编者按。这里我谈两个问题。

一、鲜榨果蔬汁为何能防治“富贵病”

其一，实践性。果蔬汁的材料、配方和制作是在无数人长期实践的基础上筛选出来，经考证而配制的。它是实践的成果。

其二，科学性。经考察美国和其他国家的膳食结构，又深入到我国著名的长寿地区广西巴马、江苏如皋调查，综合研究分析“富贵病”产生的种种原因是不合理的膳食结构，营养失衡、酸碱失衡、氧化与抗氧化失衡造成的。

其三，实用性。可以运用在美容、保健、防治“富贵病”及其他有关疾病上。果蔬汁适用于男女老少，不同年龄，不同阶层，不同身份的人。

（一）鲜榨果蔬汁的配制

1. 根据防治“富贵病”的需要精选食材

筛选出苹果、苦瓜、黄瓜、西芹、甜椒。其特点是含有丰富的维生素 C 和常量元素钾。

2. 根据人体生理功能的需要采用多种蔬菜组合

可以增加多种维生素、矿物质和抗氧化剂。特点是加大了钾的比重，限制钠的吸收。钠摄入过多易生肾病、心脏病及癌症。钾可以把多余钠排出体外。因此，需要多种蔬菜组合。

3. 根据食材的特性采用生吃

蔬菜水果含有的维生素、矿物质以及植物酶不会因烹调而受到破坏，有效发挥作用。如常量元素钾是属于水溶性的，容易在烹调浸泡过程中流失。维生素 C 容易在加热中受到破坏。酶的温度若超出适当的范围，就失去其活性。生吃还可以净化体内的毒素，起到排毒作用。

4. 食材新鲜，现榨现吃

为了保证效力，要做到食材新鲜，现做现吃，防止营养素流失。为了便于饮用和吸收，用果蔬机（料理机、榨汁机）打成糊状。

（二）鲜榨果蔬汁的成分和功能

1. 果蔬汁是营养补充剂

鲜榨果蔬汁的特点，含有丰富的维生素C、常量元素钾和膳食纤维。

维生素C被誉为维生素之王，它可以增强人体的免疫功能，防治动脉血管硬化、癌症、胆结石、抑制各种炎症，乃至美容——阻止黑色素的形成。

常量元素钾被誉为“心脏保护神”，它可以维持正常的心肌功能，降低和预防高血压，与钠合作维持人体的酸碱平衡，神经传导等。

除此之外，苹果含有苹果碱可以抑制癌细胞。

苦瓜含有奎宁刺激免疫细胞，产生抗癌作用，并含有多肽类物质，有快速降低血糖作用，被誉为“植物胰岛素”。

甜椒含辣椒碱，有抗氧化作用，并与其他生物酶一起阻止癌变的生化过程。

黄瓜含葫芦素，有抗癌作用。

芹菜可以降血压、降血脂、净化血液、防治动脉硬化和肺结核等。

2. 果蔬汁是消化系统的“清道夫”

黄瓜和芹菜均有粗纤维，苦瓜有果胶，苹果的果胶含量更高。可溶性纤维的果胶在肠胃内与淀粉等碳水化合物搅在一起，可以延缓血糖升高。

膳食纤维可以减少脂肪、胆固醇的吸收，起到降血脂、血糖的功效。它可以刺激肠胃，增加粪便的体积和水分，使之松软、便于排泄，有效清除肠胃的有害物质和毒素，防治便秘、防治结肠癌和直肠癌。

3. 果蔬汁是血液“净化器”

维生素C可以帮助胃液消化蛋白质和脂肪，防止低密度脂蛋白胆固醇沉积在血管里，起到稀释血液，净化血液的作用，将胆固醇变为胆汁酸——通过“清道夫”膳食纤维排出体外。促进血管内壁的胶原生长，防止其动脉硬化、破裂，保持血管弹性，防止心脑血管病。

4. 果蔬汁是酸碱平衡“调节器”

鲜榨果蔬汁与药物放疗化疗手术等医疗手段根本的区别就在于，前者创造一个不适应有害细菌病毒癌细胞生长的环境，让它处于休眠状态甚至消亡，而后者却是要消灭它们，结果是把正常细胞也破坏甚至杀伤人体组织。

5. 果蔬汁营造体内的健康环境

人的体液酸碱度（PH）在7.35～7.45最佳，属于弱碱性的体质，血液稀释、流畅——含氧量、养分充足，细胞活跃，免疫力高，体质强。

与此相反，PH 值低于 7.0 属于酸性体质，血液的黏度升高，流动性慢，胆固醇高，有害细菌、病毒、癌细胞繁殖快，免疫力低，各种疾病就容易发生。

当今人们由于大量食用肉类、糖类、奶类、酒类、蛋类等酸性食物，造成酸性体质，酸性体质为病毒、癌细胞繁殖提供了相对有利的环境，容易出现各种疾病，尤其是"富贵病"。

因此，需要食用水果、蔬菜等碱性食物，中和酸性体液，使其趋于弱碱性，营造体内的健康环境，消灭体内滋生疾病的温床，犹如铲除钉螺，使血吸虫失去赖以生存的宿处。

果蔬汁里钾元素的含量大，碱性强，效果也就突出。因此果蔬汁防治"富贵病"和其他有关疾病，不仅不会像药物、化疗、放疗、手术那样带来副作用——伤害正常细胞，破坏肌体组织，而且能够增加营养素，增强体质。

6. 果蔬汁是抗氧化的有力武器

果蔬汁里含有丰富的天然抗氧化剂维生素 C、胡萝卜素，可以有效防止由于环境污染、精神压力、不良的生活习惯、过量的紫外线照射和新陈代谢过程中所产生的自由基。

上海浦东新区北蔡敬老院从 2007 年 5 月 20 日开始，有 12 人饮用鲜榨果蔬汁，连续喝了 110 天，经化验，胆固醇下降者就有 9 人。

本人的哥哥邓旭初(原上海交大党委书记)，曾患脑梗。2003 年初，因心脑血管病住进华东医院。自 2004 年初饮用"果蔬泥"，他现在九十出头，据医生说，他们所见过与他年龄相仿的老人中，没有人胆固醇像他那么低。

2002 年笔者在饮用果蔬汁之前，已患有动脉硬化，血脂、血糖、血压偏高，血黏度也超标，经常出现头晕、头痛，有肺气肿、乙肝"大三阳"，还有胃病，先后出现胃窦性溃疡、十二指肠球部溃疡、萎缩性胃炎，还有胆囊结石、胆囊息肉以及气管炎、前列腺炎、内外痔等等。自 2003 年初饮用鲜榨果蔬汁，一年后，上述疾病已大有好转；2004 年 11 月，上述一系列疾病除了乙肝"大三阳"转化为"小三阳"外，其他已全部治愈。即使"小三阳"，我的肝功能也是正常的，谷丙转氨酶(AST)几年来都在 31 左右，谷草转氨酶(ALT)18 左右，远远没有超出指标，HBV · DNA 检查阴性，B 超检查也是正常的。萎缩性的胃炎很容易导致胃癌，但这些年来并没有病变，反而胃病也好了。20 多年的乙肝很容易出现病变，但没有发生肝硬化、肝癌，反而转化为"小三阳"。

维生素 C 扮演了重要角色，它能抑制炎症，起到解毒、恢复肝功能，降低转氨酶，防止体内致癌物质亚硝胺的生成。肺气肿曾被医生判为"死刑"，无法逆转，然而我居然也痊愈了，真是意想不到。

二、医疗保健理念的革命

当今心脑血管病、肿瘤病、糖尿病、脂肪肝等等被称为“富贵病”，已严重威胁着人类的生命，大量统计资料表明，美国每年死亡人数中有50%是心脑血管病，20%是癌症。我国现约有一亿高血压患者，每年心脑血管病死亡人数约260万，平均每小时死亡300人。2006年，我国癌症死亡人数已达300万人。

对待这些疾病，现在采取的主要是医药、医疗手段，而忽略了用食物、营养素防治。其结果，据我国第三次全国营养调查指出，由于营养不良和营养不平衡导致我国每天约有1万5千人死亡，占死亡人数70%。在美国，死亡人数占第四位的是药物，每年有10万人死于药物。因此，有必要反思“富贵病”及其他疾病产生的原因和我们应采取的对策。

(一)“富贵病”产生原因的浅析

“富贵病”的产生取决于多种因素：环境的污染，精神的压力，缺乏运动，不健康的生活方式，不科学的膳食结构等等。在诸多原因中，最主要的是不科学的膳食结构。

1. 营养失衡

由于当今生活水准提高，人们食用大量肉类、海鲜、蛋、奶，吸收大量的动物蛋白、动物脂肪、高糖类。

可是含有维生素、矿物质、膳食纤维的蔬菜水果吃得少了。况且现在由于环境污染、水土流失、土壤的破坏，使用农药、化肥，蔬菜、水果中含有的维生素、矿物质大为减少，又由于维生素的特性怕水、怕热、怕氧化，尤其是烹调加热，造成大量流失，人体能吸收到的是微乎其微。

膳食纤维素被人们称为消化系统“清道夫”和“健康卫士”，但随着人们食物越来越精细，含有丰富不可溶性的纤维素、半纤维素、木质素的谷物的表皮、全谷类的粮食如麦麸、糙米、玉米面、荞麦、燕麦、全麦粉等也大大减少食用。这样就产生营养的严重失衡。

动物蛋白容易激活癌细胞，美国著名大学——康奈尔大学知名营养学家肯彼尔教授，从菲律宾儿童肝癌发病率高的研究中发现，吸收大量动物蛋白容易激活癌细胞，引起病变。

美国流行病学和公共卫生教授珍妮·凯德主持过一项调查研究，调查的对象有3.5万名女性，年龄在35～69岁之间，对她们进行了近8年的跟踪调查，研究报告指出：“与不吃肉的女性相比，吃肉最多的女性，患乳腺癌的风险最大。”1967年，美国河滨罐头公司总裁约翰·摩根曾驳斥吃肉与肠癌有关。他说：“牛肉是美国饮食的支柱，而且长久以来一直都是。以为肉是致癌的罪魁祸首，这简直太荒谬了。”6年后，他恰恰死于结肠癌。残酷的事实，驳倒了他的观点，向人们敲响了警钟。动物脂肪在人体内不易分解，胆固醇沉积在血管里容易硬化，通道变窄，血压升高导致心脑血管病。

我国有位知名的心脑血管病专家、权威人士都本杰，某日晚上猝死。就是这样一位将毕生精力投入此疾病的研究的专家，却恰恰就死在这种病魔的手中，显然与他平日喜欢吃肉，而且是肥肉，是有因果关系的。

维生素、矿物质、膳食纤维在人体生理功能中起到至关重要的作用，可以有效遏制“富贵病”的生成和发展。

一方面由于生成“富贵病”的条件的存在和发展，另一方面遏制“富贵病”的条件不断在弱化缩小，因此，“富贵病”必然产生和发展，而且日趋年轻化。

2. 酸碱失衡

日本著名医学博士柳洋文正曾做过一项实验，从100个癌症患者身上抽血检查，结果100%都是呈酸性，属酸性体质。经解剖癌细胞也是酸性的。

当今人们蔬菜、水果吃得少，出现了酸碱失衡，造成了酸性体质，为病毒、有害细菌、癌细胞繁殖提供有利的体内环境，容易出现各种疾病，尤其是“富贵病”。犹如松树适应在酸性土壤生长，而不适应在碱性土壤生长，相反，杨树适应在碱性土壤生长，而不适应在酸性土壤生长一样。

3. 氧化与抗氧化失衡

空气污染、紫外线照射过量、吸烟、心情不佳，甚至呼吸、将食物转换成能量，都会产生自由基。自由基使细胞的基本构成物质——蛋白质、脂质、碳水化合物遭受到氧化，被氧化后自身又成为新的自由基，再去氧化其他组织，周而复始，严重伤害人们的肌体。并且自由基可以转换成低密度脂蛋白和胆固醇，产生心脑血管病，破坏DNA导致癌症。

谷类、豆类、蔬菜、水果含有丰富的维生素C、维生素E、胡萝卜素、异黄酮、硒，它们是天然的抗氧化剂，可以有效阻断自由基产生的连锁反应而造成的对人体的破坏。

由于现代人吃蔬菜、水果相对较少，又由于环境污染等原因，吸收到的具有抗氧化作用的营养素很少，产生了氧化与抗氧化的失衡。

由于上述众多因素，导致现代人“富贵病”发病率节节攀升。

相比之下，据我国长寿之乡广西巴马长寿研究所所长陈进超的描述，他在广西巴马地区从医20多年，没有发现一例“富贵病”，因为那里的居民基本吃素。

在朝鲜战争中，科学家解剖了200具美国士兵的尸体，平均年龄21岁，发现

80%有主动脉血管硬化。与此同时，解剖了同等数量、同样年龄朝鲜士兵的尸体，没有一具有动脉血管病。这是因为两种士兵的膳食结构不同，朝鲜士兵是以素食为主，而美国士兵是以肉食为主。

1961年《美国医学会学报》报告说："吃素可防止百分之九十至九十七的心脏病。"

1983年，由美国康奈尔大学、英国牛津大学以及中国疾病预防控治中心组成的以调查膳食与疾病的关系为课题的研究小组，在我国调查24个省69个县后，呼吁人们：为了健康多吃植物。并提出不应重蹈美国覆辙。

人体的一切组织，哪怕每一个细胞，都是从食物的成分中吸收营养转化而来的。如果吃的是健康食物，而且科学合理，那么就有健康的身体。与此相反，就会有不健康的体质。七大类营养素，哪一类都是人体不可缺少的。

根据现实情况，需要大量吃蔬菜、水果和杂粮，增加维生素、矿物质和纤维素摄入量，还要适量补充营养补充剂，达到营养的平衡、酸碱的平衡、氧化与抗氧化的平衡，才能有效地提高免疫力，增强体质，防治"富贵病"。

（二）素食是防治"富贵病"的有效途径

事实胜于雄辩，素食及营养素不仅可以起到美容、保健和预防疾病的作用，也是可以治病的。不少人患各种病，包括"富贵病"，服用营养素恢复了健康，甚至有的从生命垂危中获得重生，重新享受幸福人生。

食用蔬菜水果、营养素治好"富贵病"有不少事例。

2009年3月29日，上海书城为陈月卿小姐（台湾新健康饮食文化推广义工、"中广"《卿声细语》、"华视"《大法鼓》节目主持人、《全食物密码》及《全食物再发现》两书的作者）举办的签名售书演讲会上，本书主编端木翰卿就听陈小姐说过：其夫婿苏起先生，坚持绿色蔬果饮食18年，治愈了肝癌。当然，我们相信苏起先生也同时接受了很正规的治疗，但是果蔬素食的作用一定不能忽视。

（三）养生保健领域的变革和创新

社会发展的速度决定于生产力发展的水平，生产力的决定因素是人，人的决定因素是体质。

日本战后发展很快，其中一个原因是人的体质提高了。20世纪末，日本男性平均寿命为76.4岁，女性81岁，是世界上平均寿命最长的国家。

发展生产的目的是为了满足人们对物质文化日益增长的需要，如果没有健康的身体，就无法享受生活。因此增强人民的体质是关系到社会、国家、民族以及每个公民的大事。在与疾病斗争的漫长历史中，人类逐渐意识到：要防治疾病，提高人体的素质，用医疗手段虽然是不可缺少，但是更重要的要靠食物，要靠营养素。因此有的专家教授提出："现在医生治病是治结果，而不是治原因。""药物不是人体所需，营养才是人身需要。”主张用食物和营养素来防治疾病，增强体质。各种报刊、书籍的相关宣传报导越来越多；各种生态、自然养生法也蜂拥而起；各种绿色食物、有机食物在菜场、超市琳琅满目；蔬菜营养、保健佳肴也像雨后春笋。商界对市场很敏感，觉得是商机，生产各种果蔬汁，低蛋白、低脂肪、低热量的食品和各种维生素制成品出售。这些都预示着养生保健的变革已吹响号角。

愿本书为这场变革和创新助一臂之力。

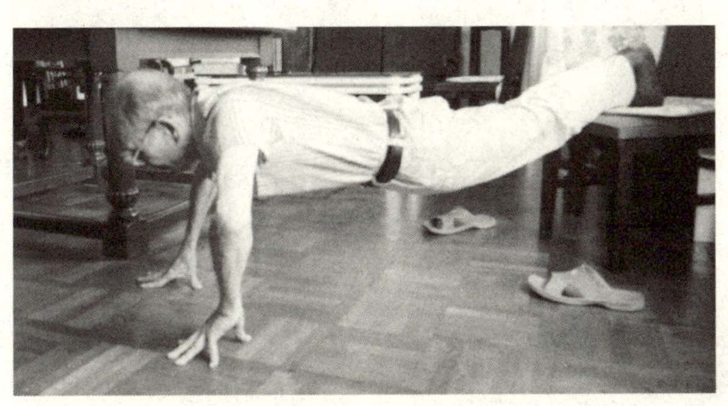

八旬老人邓建煦在做俯卧撑

说明：

① 医生在经过心电图测试之后说：“81 岁高龄的邓建煦拥有一颗 50 岁左右的人的心脏。”邓建煦曾长期在海拔 3 500 米以上、长年缺氧的西藏生命禁区里工作，后来在为弱势群体维权的过程中，身体透支过度，患上了多种疾病，是果蔬汁让他恢复了健康。

② 他本人用俯卧撑证明医生所说是符合事实的。俯卧撑是一种剧烈的运动，对心脏的承受力要求很高。一般的老人很难做到。

③ 邓建煦所拥有的良好心脑血管功能主要是因为长期饮用果蔬汁，配合适当的运动和心理调养。

【附】作者简介

邓建煦：1932 年生于广东；1979 年在苏州市法院组建、领导经济审判庭，审理我国第一起环境污染刑事案——世界八大公害案件之一；1984—1986 年，应邀赴美国哈佛大学讲学，并获得傅尔布莱特(Fulbright)奖金。

从深圳大学法律教授岗位退休后，与他人一起组建、领导深圳市弘法律师事务所。

年届七旬以后，在为平民义务申诉的过程中，体力不支。为打赢这些官司，而萌生喝自制果蔬汁的创意。

受众反馈：对绝大多数人真实有效

父亲饮食果蔬泥　坚持5年见效果

■ 邓小妮

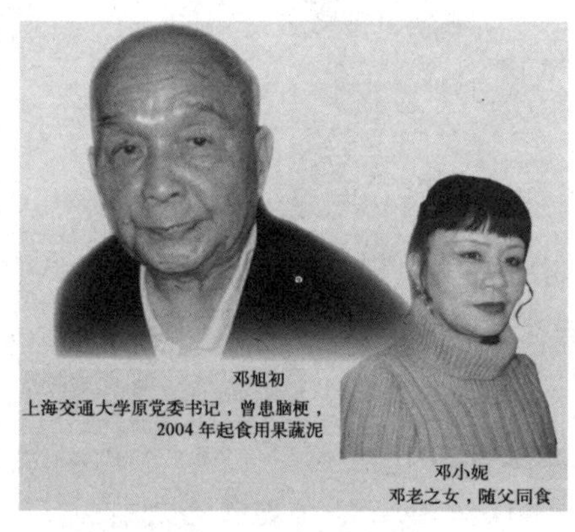

邓旭初
上海交通大学原党委书记，曾患脑梗，2004年起食用果蔬泥

邓小妮
邓老之女，随父同食

2003年，父亲患脑梗和胸腔积水，住进华东医院。

感谢院方及时救治，得以转危为安。以后，又组织多次会诊，并从境外进口专用药。使其胸腔积水从每周须用针筒抽去2 000毫升到逐渐减少。

2004年春，由六叔邓建煦推介：用苹果、苦瓜、西芹、黄瓜和甜椒，按比例洗净切碎后，放在电动搅拌机内打成果蔬泥。每天上午10:30左右，由我或亲友送到医院。

望着父亲，他用调羹一口一口地将果蔬泥送进嘴里。每天坚持吃2碗(约500～600克)。一天又一天、一年又一年地配合院方，身体竟慢慢地好起来了。

现在，已不再产生新的胸水，检测血压、血脂、血糖、尿酸等指标，保持正常。1920年出生的老人，胆固醇较低，院方觉得十分罕见。

为此，作为家属，再次向华东医院致谢！同时，也特别感谢我的六叔。

【附】作者简介

邓小妮，美国音乐教育硕士、美国索尼音乐中心创办人、美国纽约音乐教师协会会员、原上海音乐学院钢琴教师、上海音乐学院附中贺绿汀总汇钢琴教师、上海交通大学艺术系特聘教师。

名医诊治　患者配合　胆石消失

■ 顾宏刚

胆石病是临床的常见病、多发病。根据国内外文献的统计，近年来发病率增加到10%左右。给人民的健康和生活质量带来了很大的不良影响。

西医对胆石病的治疗仍以手术为主。随着外科微创技术的发展，目前手术的“创伤”虽然已越来越小，但是术中、术后并发症的存在、术后结石残留、复发等情况仍使医师和患者感到困惑。

此外，临床还存在一部分因手术禁忌症、患者主观排斥手术等因素而不手术的胆石病患者。

中医药在胆石病的治疗中有一定的优势。现代研究证实：中医药防治胆结石与化学药物治疗相比，有很大的不同。其具有利胆、保肝、逆转肝细胞损害、调控胆道动力、改变胆汁成石性等多重效应。可望阻断从包括胆囊结石成因的源头在内的胆囊结石形成的诸多环节，有着巨大的潜在优势。

中医药治疗胆石病并非要马上排出结石或者溶掉结石。其优势主要体现在改善症状、改善肝功能、降低血脂和预防胆石再生等方面。然而对于胆囊内胆固醇结晶、胆囊内泥沙样结石、肝内胆管结石、胆总管结石，中医药也有一定的消石率。

介绍一个典型的病例如下：

患者端木翰卿，男，1941年生，上海本地人。2001年5月15日，因“右中上腹疼痛反复发作近一年”来上海龙华医院门诊求治。由全国著名中医、中西医结合胆病专家、龙华医院朱培庭教授接诊。

接诊后，于2001年5月17日做B超检查发现：胆囊壁毛，增厚约5毫米，口服造影剂后，14小时胆囊未见显影，这表明患者胆囊已失去功能。

朱教授根据临床表现，诊断为肝阴不足型胆石症。给予养肝、柔肝，利胆通腑的中药煎药和成药治疗。并表示：用药半年后，若胆囊仍不显影，则必须摘除。否则，有癌变可能。

患者为保住胆囊，下决心戒烟限酒。

遵医嘱，一日三餐后，各吞食“清胆胶囊”3粒，计9粒/日。鉴于该药的主要成分是大黄，有“促泻”作用。患者大便从原先的每天1次变为每天2～3次。

为何要促泻？

泻，有一定的科学道理。如：苍蝇是传播霍乱的祸首，而苍蝇自己却不得霍乱，因为苍蝇从进食到排泄仅零点几秒钟。人也同理：进食后，经过6小时的消化过程，排便至体外，不使宿便引发疾病。

那么自己吃下的食物，需要几小时排出体外呢？

患者开始做吃辣糊试验：午餐时，吃大量辣糊。第二天晨醒，第1次大便时，肛门有辣感，得知昨天午餐已排出。过了一周，肚里没有辣感后，晚餐时再吃大量辣糊。第二天早餐后一刻钟左右，第2次大便时，肛门有辣感。得知昨天晚餐已排出。同法，早餐吃大量辣糊，当天午睡后，第3次大便时排出。

若不午睡，则没有第3次大便。然而，第二天，第1次大便时，感觉不爽，用力，粗硬。

2001年8月16日，距第一次检查3个月后，第2次检查：胆囊仍未显影。其中，血甘油三脂从1.8 mmol/L上升到2.8 mmol/L。

除了听从医嘱，按时服药，患者自行调整膳食，力求科学、合理：

(1) 早餐，不再吃油条。以前尤其爱吃第2次回锅煎的所谓“脆油条”，现在坚决不吃。

(2) 早饭，仍吃一大碗米烧粥。所不同的是：夏天，吃绿豆粥；冬天，吃黑米粥或杂粮粥。

(3) 午、晚餐，由原先的一大碗，调整到一小碗。由原先的吃纯大米饭，调整为：夏天，搭食南瓜或玉米；冬天，搭食山芋。

(4) 菜肴，以蔬菜、菌类、豆制品为主。适量配食鱼、虾、禽。少吃或不吃猪、牛、羊肉。

(5) 坚持每天吃1个苹果。

2001年12月13日，距第1次检查半年后，第3次检查：胆囊显影。充满信心。但是，其中，血甘油三脂2.2 mmol/L。

2002年6月6日，距第1次检查1年后，第4次检查：维持原状。其中：血甘油三脂2.9。为配合降脂，根据自身的特点，自编45分钟左右的室内健身操。尽量多走路，公交5站以下不坐车，坚持步行。

2003年1月9日，距第1次检查1年半后，第5次检查：胆囊内胆固醇结晶，胆囊炎。未验血。

2004年2月20日，距第1次检查2年半后，第6次检查：胆囊内胆固醇结晶，胆囊炎。血甘油三脂上升到6.7 mmol/L（正常值为0.1～1.8 mmol/L）。这引起患者极大的注意。

2004年5月。经本书副主编、深圳大学邓建煦教授推荐：每天清晨，空腹饮食用苹果、苦瓜、西芹、甜椒和黄瓜搅拌成泥的果蔬汁，约250克左右。坚持到

2005 年 2 月 28 日，距第 1 次检查 3 年半后，第 7 次检查：血甘油三脂降到 3.8 mmol/L。皮裤带收紧 1 扣。

2006 年 6 月 1 日，距第 1 次检查 5 年后，第 8 次检查：胆囊大小形态正常，充盈良好，囊壁稍毛，未见异常回声。胆囊收缩功能正常。其中，血甘油三脂降到 3.2 mmol/L。皮裤带又收紧 1 扣(计 2 扣)。

每天继续坚持饮食自制的果蔬汁。吃完门诊开给的清胆胶囊、施普瑞(螺旋藻胶囊)和百令(人工合成冬虫夏草胶囊)后，不再配药。

2008 年 5 月 8 日，距第 1 次检查 7 年后，第 9 次检查：胆囊壁光滑，胆囊内透声好。未见明显异常。其中，血甘油三脂降到 1.6 mmol/L。皮裤带又收紧 2 扣(计 4 扣)。腰围从 90 公分(2 尺 7 寸)减小到 80 公分(2 尺 4 寸)。

此间，《新闻晨报》、《支部生活》、《每周广播电视》和《新民晚报》等媒体先后报导患者饮食果蔬汁促健康的实践。

从 2001 年 5 月 15 日至 2008 年 5 月 8 日止，患者用了近乎抗日战争的时间在龙华医院投入“抗石战争”。作为一名患者、学生，在医患学习的过程中，从中吸取营养，感到充实、自信和愉快。同时利用候诊时间，探讨《活过一百岁》新选题。并且将自己饮食果蔬汁以后的感觉，不断总结。逐渐形成书面资料。

感谢上海中医药大学出版社，于 2004 年 10 月打印 500 份《食物保健与治疗效果的验证》的讲义稿，读者后来又复印到 1 000 份左右。这使本书主编能在其他患者中广泛地听取饮食果蔬汁以后的反应，促使编辑《活过一百岁》修订版时实事求是，不夸张，不掩饰。

(原载于 2008 年 8 月 11 日《龙华医院报》第 162 期)

【附】人物简介

朱培庭，上海市名中医、博士生导师，主任医师、教授、历任国家教委重点学科带头人，上海市医学领先专业重点学科——中医外科负责人；国家中医药管理局全国中医胆石病重点专科主任；上海中医胆道疾病特色专科主任；上海中医药大学龙华医院外科教研室主任、胆道外科主任、胆道疾病研究室主任；中国肝胆疾病防治技术研究会副主任委员；中国中西医结合学会急腹症专业委员会、普外专业委员会副主任委员；上海市中西医结合学会外科专业委员会主任委员；上海市中医药工作咨询委员会委员；上海市药品评审委员会委员；上海市中医药学会、中西医结合学会理事；上海中医药大学、上海市中医药研究院专家委员会委员，龙华医院专家委员会副主任。

顾宏刚，男，医学博士，现任龙华医院外科副主任医师，上海市中西医结合学会外科分会青年组组长，上海市中西医结合学会青年委员会委员。长期从事中西医结合诊治普外科疾病的临床、科研及教学工作，专攻胆胰、胃肠肿瘤疾病的诊治及微创手术治疗。曾入选上海市青年科技启明星、上海市名中医朱培庭工作室、上海中医药大学杏林学者、上海中医药大学后备业务专家等培养计划。作为访问学者于美国耶鲁大学医学院进修一年半。主持完成科研课题5项，发表论文20余篇，获医学奖项6项。

消除出租车司机的困扰——荨麻疹不见了

■钱　斌

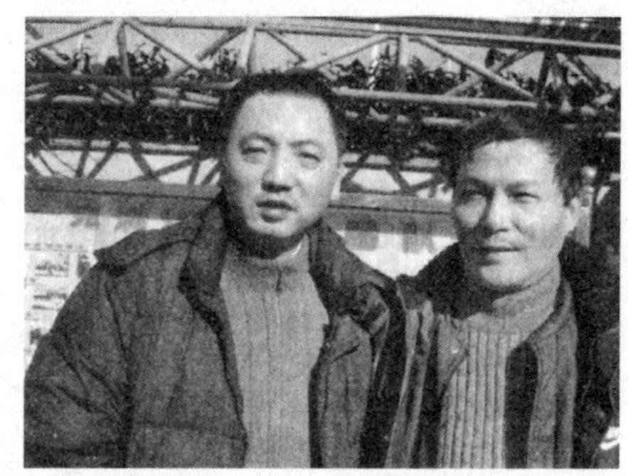
钱斌(左)和彭整德(右)在一起

2008年7月20日清晨，南京东路民兵团员为民服务。我告诉《活过一百岁》主编端木翰卿一个喜讯："困扰老司机多年，求医问药难见效的老毛病治好了！"

这使主编回忆起2007年4月9日曾来我公司，推介用苹果、苦瓜、西芹、黄瓜和甜椒自制果蔬汁，自治常见病的往事。

并于2008年7月25～26日，通过电话回访，当年20名志愿饮食者中：凡是能坚持的，健康状况皆好。其中，彭整德一天也没有断过，终于使他身上多年久治不愈荨麻疹不见了。

2008年7月28日下午，主编冒着"凤凰"台风来沪而带来的暴雨，到彭整德家采访。

一进门，见老彭正在制作果蔬汁。

老彭说："今天休息，将明后两天的果蔬汁做好，放在冰箱里，吃两天。后天休息，下午再做。周而复始，老毛病竟奇迹般地好了。"说着，老彭撩起衣裤。展现腰围和大腿的皮肤精光滴滑。然而，皮下许多暗红斑痕却诉说着过去创伤的深广。

老彭说："以往每年夏天，一到晚上，日子难过。腰围渐痒，一块一块的皮肤红烫，从腰围到腹股沟，再延伸到大腿，奇痒难忍，不抓不行，越抓越痒，汗水和着血水，黏着衣裤，无法出车，只得打道回府。因此他的营业额很低，诱发脾气暴躁；又查出糖尿病，思想负担较重。"

此刻，主编将《活过一百岁》翻到第10页，从第3行念道："苦瓜是一种好食品，我国不少名人都十分爱吃。著名营养学家赵霖在一次会议上曾介绍用苦瓜治好了一位老年糖尿病人。"

接着，又念第11页第2行："另外，苦瓜子不要弃去，其仁可以生食，据《中国医学大辞典》记载其有益气壮阳的功效。"

老彭听后自信地说："想不到，我坚持饮食果蔬汁1年后，奇迹般地治好荨麻疹。因此，我也有信心坚持治糖尿病！"

老彭夫人插话说："现在，儿子也要吃果蔬汁，想治青春痘。"

主编问老彭:"听说您上次听完课后第二天就去买来榨汁机做果蔬汁。是什么力量促使您这样做的?"

老彭说:"首先,我相信钱斌,因为我们以前搭过班。其次,他请年近七旬的老人来讲课,目的是传授一种治病的方法,而不是推销保健品。是善意,我接受。现在看来,我做对了。荨麻疹不见了,身体好,精神爽,出车时间长,营业额有较大增长,一家人喜气洋洋。"

说着,老彭向主编表示了深深地感谢。

这使主编很感动。感到彭整德坚持一年从不间断地饮食果蔬汁治荨麻疹的实践证明:果蔬汁,适合在汽车司机中推广。它对于高血压、高血脂、高血糖、高体重、高尿酸、便秘及体癣来说,只要长期坚持,就能疗效渐现;花费低廉,安全可靠。此外,果蔬汁对于消除青春痘、美容,也能产生由内而外的保养作用,使面色白里透红,有光泽。在饮食果蔬汁同时,若能做到合理膳食,适量运动,戒烟限酒,心理平衡——健康状况将会更佳。

困扰彭整德的荨麻疹不见了的实践启示:健康的身体,快乐的家庭,正向我们司机招手!

(作者系上海大众出租汽车公司营运六分公司钱斌班组班组长)

药补不如食补　求医不如求己

■ 任君璧

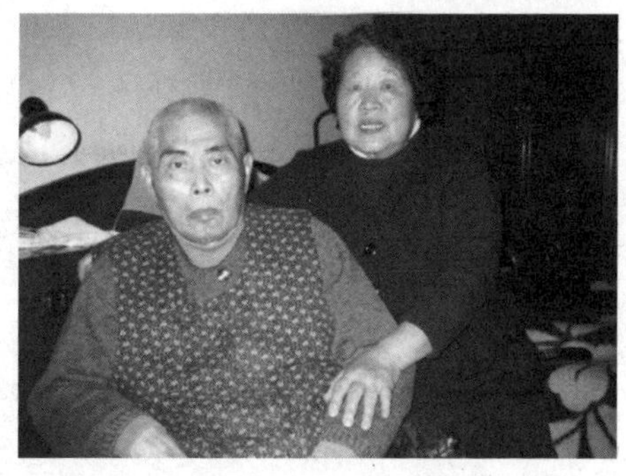

任君璧、杜秉钧夫妇

杜先生患糖尿病，脑梗，2004年起饮用果蔬汁

我和我丈夫杜秉钧风雨同舟、相濡以沫地度过了大半辈子。迎来轻松、富裕、无牵无挂的夕阳红。遗憾的是，老伴患上糖尿病。

从1995年以来，长期的饮食控制是件痛苦的事情，我同情、理解他的“嘴馋”，睁一眼闭一眼地让他“偷”吃“禁果”。数年下来，常常为满足食欲，而饱尝“生不如死”的折磨——当血糖升高到20以上甚至更高的指标时，他坐立不安、烦躁、发火，甚至想“一死了之”，只得立即送医院。如此反复无常，免疫功能逐步下降，病情也越来越严重，2002年初，终于并发脑梗，右手右脚行动受阻。

从此，饮食由我控制。为了实行少食多餐，又注意营养搭配，只得放弃我的爱好，当个全职“保姆”。此后，饮食有节，起居有常，做到“吃得下、拉得出、睡得着”。病情平稳，各项指标正常，生活有规律。医生们都说：“老杜虽然手脚不便，但是病情反倒能控制了。”

由此想到：自2004年始，由端木翰卿先生介绍的自制果蔬汁，起到辅助治疗作用。每天清晨，将现打的果蔬汁空腹饮食，以此代替以往的饮水，做到既清理肠胃，又便于吸收果蔬的营养。持之以恒，从不间断，5年来，成为生活“必需”。这对降血压、血糖、血脂、血黏度极为有利。这也符合我信奉的“药补不如食补”，“求医不如求己”的生活原则。为此，我乐于将此推介给中老年朋友们。

【附】作者简介

杜秉钧、任君璧夫妇在上世纪五十年代同为南京大学的学生；六十年代，杜为南京军事学院教官、任为上海海运系统教员；七十年代同为黑龙江省某局干部；1979年同为全国第一批援藏干部；九十年代后从西藏退休返沪定居。

民生服务在北蔡——果蔬汁推广

■ 冯国弟

北蔡镇阳光驿站作为新时期加强基层党建的新载体，以十七大精神关怀党员、服务群众、凝聚社会为抓手，借鉴北蔡敬老院饮食果蔬汁的经验，举办健康讲座，推广果蔬汁，是体现民生服务的一项活动。为此，阳光驿站在镇党委的支持下，为每位老干部赠送一本《活过一百岁》新书。并且取得紫叶农贸市场支持，落实5位摊主制作自制果蔬汁宣传牌挂在摊位上——告知市民，如何自制果蔬汁，自治"五高"常见病及其他多发病。

由上海中医药大学出版社出版，端木翰卿主编的《活过一百岁》，首叙果蔬汁妙不可言的保健作用，深受大家欢迎。

此后，北蔡镇阳光驿站、北蔡敬老院邀请端木老师为离退休老干部和敬老院老年朋友举办了三期健康讲座。以他亲身经历和实践，介绍用苹果、苦瓜、西芹、黄瓜和甜椒自制果蔬汁的过程和方法，分析了这些果蔬品种的生物含量、作用及其预防和辅助治疗高血压、高血脂、高血糖、高体重、高尿酸、便秘及体癣等疾病的效果。此外，对于青少年青春痘的消除、美容，会产生由内而外的保养作用——使面色白里透红，有光泽。

一百多位老干部、老同志听了讲座后感到：这些蔬果市场上买得到，价格又不贵，制作简单，经济实惠，有利于身体健康。

况且，端木老师又居住在北蔡，有什么问题可以及时请教，何乐而不为！老干部叶根福饮食果蔬汁一年后，尿酸由以往偏高，降到正常，充满自信。

饮食果蔬汁一要坚持，坚持数年必有好处。二要按养身保健之法则和个人的特点，了解掌握自身健康状况，知己知彼，找到一套适合自己的健康生活规律。愿果蔬汁的推广，使人人都有健康的好身体。

（作者为上海市浦东新区北蔡镇阳光驿站站长）

果蔬汁——有利于老人健康

■ 范轶群

从《活过一百岁》书中了解到有关果蔬汁。我一直关注着北蔡敬老院部分老人饮用至今。

陈根桃老人说:"果蔬汁对于保持身体健康很有帮助,它是原汁原味的,有利于消化、降脂、降胆固醇、通便,食欲也增强了。"成均、范文妹等老人也都表示,以前常便秘,食欲也不太好,自从喝了果蔬汁以后就改善了。中间停了一段时间发现又开始便秘,于是继续再喝。不仅解决了便秘困扰,而且腰围也缩小了,感觉人也比以前精神了。他们坚持一年多时间,共同体会如下:

1. 果蔬汁为苹果、苦瓜、西芹、甜椒及黄瓜鲜榨原汁,富含多种维生素和矿物质,有利于人体所需的营养。

2. 富含食物纤维,有利通便,改善老人习惯性便秘。

3. 降脂、降压,增加食欲,机体免疫力增强,使得感冒等疾病发生率降低。

一年中,喝果蔬汁的人员做过三次检测,项目包括肾功能、血脂、血糖。多数被检者不良指标比第一次数值略低,偏高人数不多,数值差异也不大。由于老人年龄都在八九十岁及以上,身体本来的代谢功能趋于低下,肝、肾功能一年中能保持平稳,也说明果蔬汁有一定的保健作用。

无论是老人们喝果蔬汁后的体会还是从他们的体检情况都能看出:喝果蔬汁对保持身体健康有较大的好处,对老人们总体来说更是利大于弊的。我相信这些坚持喝果蔬汁的老人们会继续喝下去,敬老院也会继续在院内推广,让更多的老人受益。

饮食果蔬汁之后的点滴体会

■ 蒋显龙

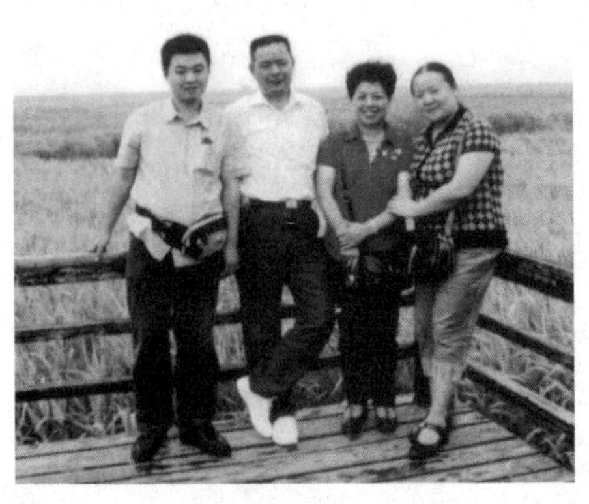

蒋显龙一家

全家饮用果蔬汁，养生保健乐融融

开始是我和夫人两个人喝，后来想想反正一样要做，动员儿子、儿媳一起喝。儿子感到有一点苦，我就多放了个苹果，慢慢适应了，而且每天起床就想喝。下面我就谈谈饮食果蔬汁后的一点变化：

我今年60岁，血压有点高（160/120 mmHg），我每天服用珍菊降压片二粒，寿比山一粒，还有室性早搏（多时5～7次/分钟，少时1～3次/分钟），再有就是十二指肠球部溃疡。自从饮食果蔬汁之后，一年里我没有伤风感冒过，血压基本保持在130/90 mmHg左右，早搏也没有出现过。胃病没有发过。我每天大便比较正常（早上八点左右肯定一次，而且不是太硬）。在与陌生人交往时，人家常常不相信我60岁了，我还要拿身份证给人家看。碰到久违了的朋友也用异样的眼光问我："吃什么保健品了，保养得这么后生？"我现在感到精力充沛，走路讲话风风火火，每天一觉睡到天亮。

我的妻子张九妹，今年61岁。6年前退休，但仍被聘用。摸爬滚打、登梯爬高，毫不含糊。她早年也有高血压，血脂也很高，自从饮食了果蔬汁之后，现在血脂也降低了，血压也正常了，整个人焕发青春活力。

儿子蒋海杉，今年35岁，由于工作的压力和平时不注意休息，所以老是无精打采，大便也不正常。自从饮食了果蔬汁之后，人也壮了，肠胃也正常了，脸上也光滑了。

儿媳沈艳，今年33岁，原来脸上经常会有"痘痘"出现，自从饮食果蔬汁之后，脸上的"痘痘"没有了，皮肤也光滑了。原来她每年感冒次数很多，现在全年很少感冒。

我们在朋友圈的范围内广泛地宣传"果蔬汁促健康"。有时我们逢年过节送礼也经常选择与果蔬汁有关的东西（比如送个榨汁机，买一些苦瓜、黄瓜等）。

我爱上了果蔬汁

■卓　英

我是《金色年代》这份老年杂志的忠实读者，而且是该刊读者俱乐部的成员。俱乐部有许多有意义的活动。其中，2010 年 4 月 14 日那次活动中，端木翰卿老师给我们讲授了关于制作和食用果蔬汁的知识，告诉我们食用果蔬汁怎样有利于健康，还讲了自己的亲身体验和收获。我还品尝了现场演示制作的果蔬汁，味道很好。

其实，关于食用果蔬汁，我不是第一次听说，几年前我就从一个在上海党校工作的朋友和我从美国回来的女儿那里听讲过，她们一直在食用，可是我一直不以为然，也没有尝试。但自从听了端木老师的讲座，并当场品尝后，我相信了，而且回家后第二天就买来了做果蔬汁的 5 种食材，马上就制作起来，开始和我老伴一起食用自己亲手制作的果蔬汁。除了外出旅游等特殊情况外，一般我们都坚持每天食用，一直到现在。我不但自己爱上了果蔬汁，还大力向亲戚朋友、同学等推荐。去年上海世博会，我们家竟成了“世博人家”，半年里接待了从外地来的 7 批客人共计 20 人。他们来上海参观世博会，早出晚归，但只要有可能，我就做果蔬汁给他们品尝，给他们介绍吃果蔬汁的好处。我还给他们送书，我先后购买了 60 本《活过一百岁》这本书，凡在这段时间来上海参观世博会的亲戚、朋友、同学，均人手一本，还托他们带给没来上海的亲戚。所以北京的、福建的、广东的几乎所有的亲戚朋友都拿到了我送的书，最远还送给在新加坡的一位亲戚。他们中凡在我家品尝过我做的果蔬汁或拿到我送的书的，大都开始或已经自己动手制作果蔬汁了。去年 12 月份，我去广州参加那里的同学聚会，我送给每位见面的同学最好的礼物就是那本《活过一百岁》，多年不见的同学，收到我送给他们介绍健康饮食的书，大家都非常高兴和感谢。

为什么我会爱上了果蔬汁，而且还大力向别人推广呢？

因为我食用果蔬汁后，自我感觉不错，精神很好。我原先在年中体检时，发现肝脂肪浸润，体检中心提示我要去医院门诊随访，我一直没去，直到去年 11 月我去医院做了肝脏 B 超检查，结果说我的肝脏脂肪浸润消失了，可是我一点消脂的药都没吃过，我想大概与吃果蔬汁有关系吧！我老伴和我一起食用果蔬汁半年多后，觉得皮带宽松了，腹部的脂肪消了一点，所以在皮带上多打了一个洞。

关于食用果蔬汁，我的体会是，对中国人来说，需要改变一些老的观念，接受一些新的饮食方式。过去我们都认为蔬菜一定要煮熟才能吃，不习惯吃生的蔬菜。其实有许多蔬菜是可以生吃的。而且生吃能最大限度保留蔬菜的所有营养和维生素,于健康有好处。世界上,日本人是最长寿的,他们的人均寿命是世界第一位,这与他们的饮食习惯有关,他们喜欢吃生的海鲜不说,蔬菜他们大都是生吃的。所以关键是要转变观念,吃习惯了就好了。只要有利于健康,改变一些饮食习惯又何妨?

在接受新的饮食方式后,我爱上了果蔬汁。

安全廉价的美容法

■ 端木翰卿

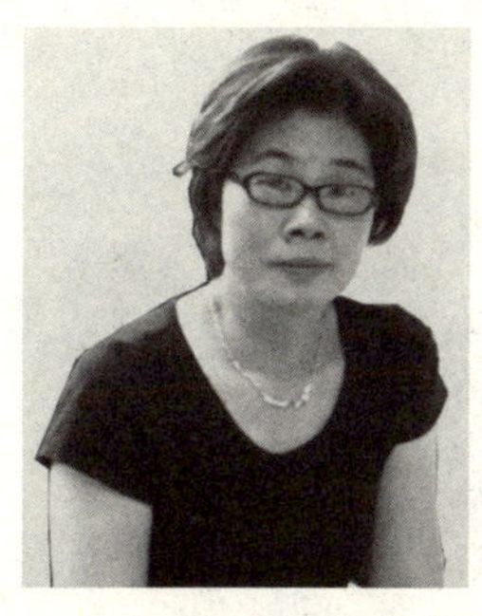

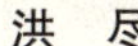

洪　尽

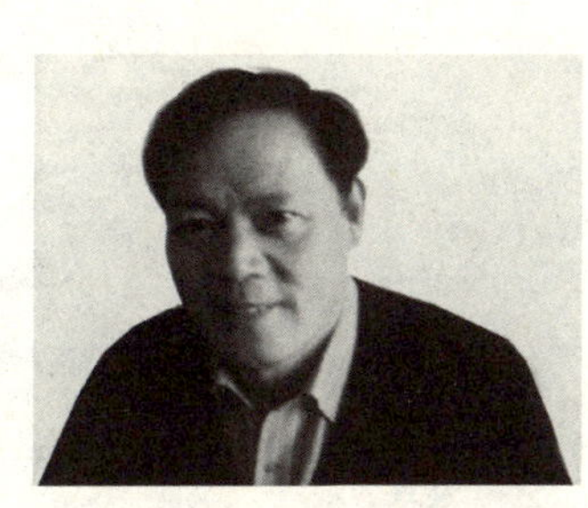

朱乐年

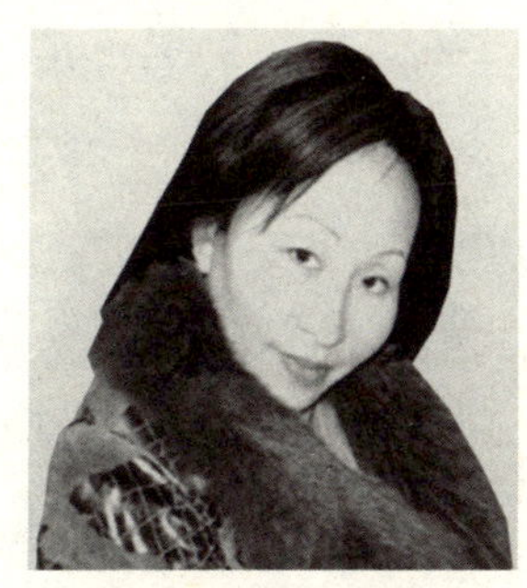

邓　彬

一个人的脸，能传达出他内心深处的思想和对生活的态度。

当你选择自信、慷慨、爱心和快乐地面对每一天时，你将会发现，越来越多的人正在喜欢上你的脸。

如何使脸色白里透红且有光泽？

有不少读者和听众向我提出过这个问题。

根据自己的实践，我得出的回答是：必须由内而外地保养。

一、内保养

1. 心术正，心态好——淡定、从容。这是精神基础。

2. 每天一杯果蔬汁。这是物质基础。

3. 每天大便 2 至 3 次。这是排毒措施。

我早晨起床，随即第一次大便。早餐后 1 刻钟左右(即洗完锅、碗后)，第二次大便。若午睡，醒后，第三次大便。若不午睡，往往无大便。

青年时代的同事叶先生，习惯于早、中、晚餐后即便，1 天 3 次。几十年不见，近期巧遇。其自称“年逾 80”，却仍像当年雪白粉嫩，谈笑风生。

从而，使我领悟晋代大医葛洪所著《抱朴子》养生诀：“若要不死，肠中无屎；若要长青，肠要常清”的道理。

二、外保养

1. 早晨起来，冷水洗脸。四季如一。

初试者,应从夏季开始,经秋,逐步适应冬。若从冬始,则易感冒。

2. 用早晨做果蔬汁时,刚削的苹果皮内面擦脸。

从额头到下巴、从耳廓到颈脖,每天,做美容操前,擦脸 1 次,待干;再擦第 2 次,使其形成一张面膜。

其中:眼袋部位,应重点擦拭。各擦左右眼袋 60～100 次(1 分钟左右)。再仰面,使左右手食指和中指并拢,分别敲击左右眼袋 60～100 次(1 分钟左右)。

3. 做本人自编美容操。

共计 8 节,每节 4 拍,简述如下:

(1) 双手握拳,按摩额头;

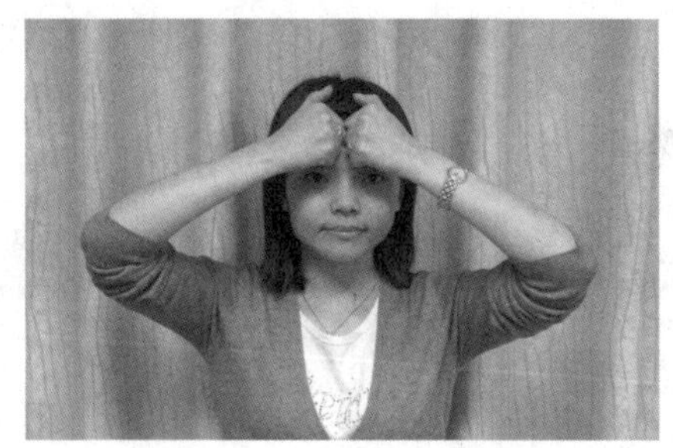

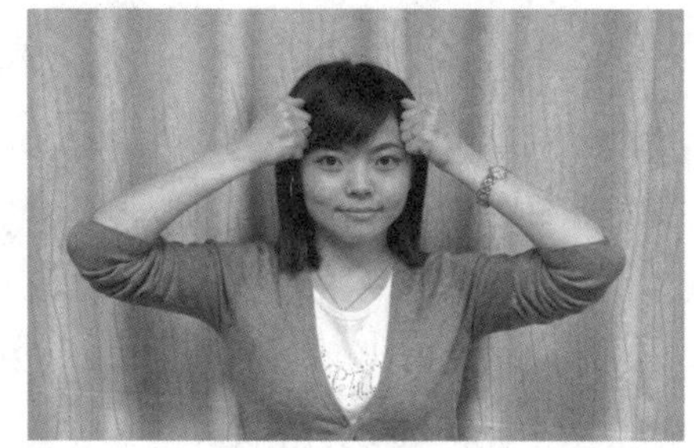

(2) 食指弯勾,抚摩眼框;

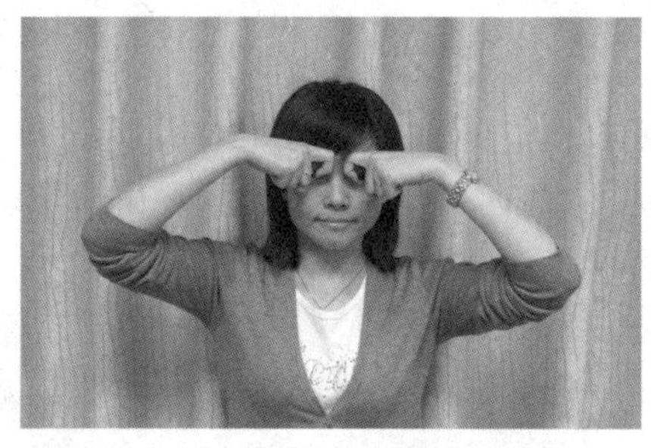

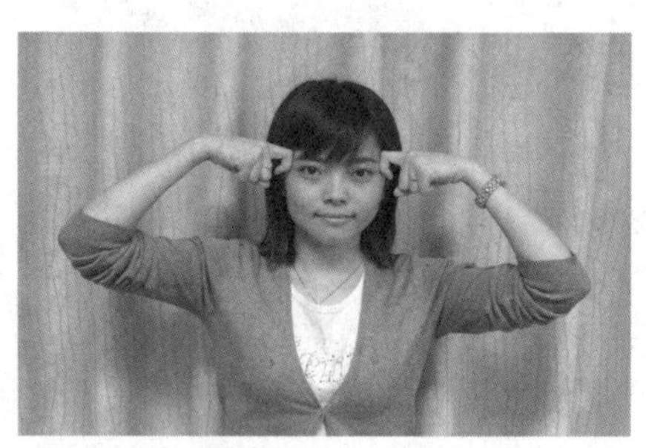

(3) 鼻梁两侧,压到耳根;

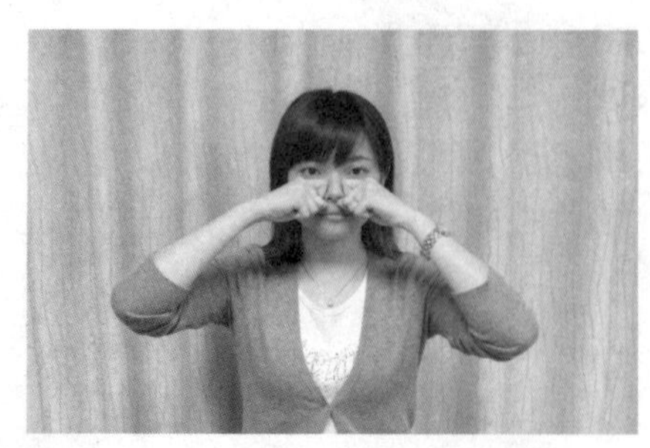

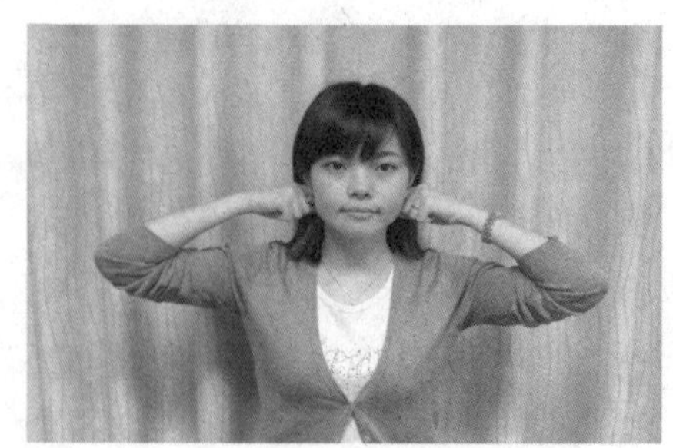

(4) 人中两边，左右拉开；

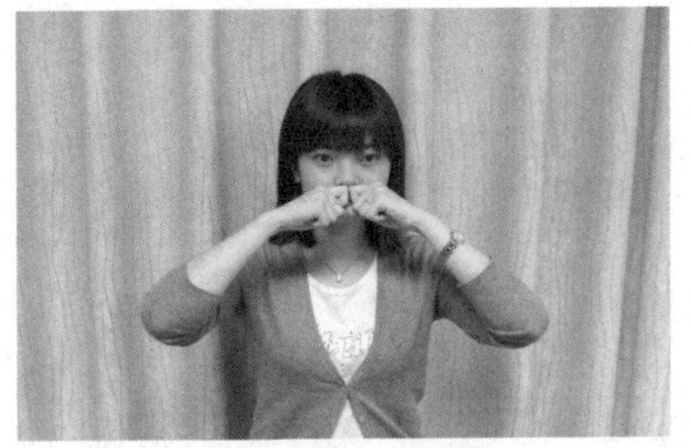
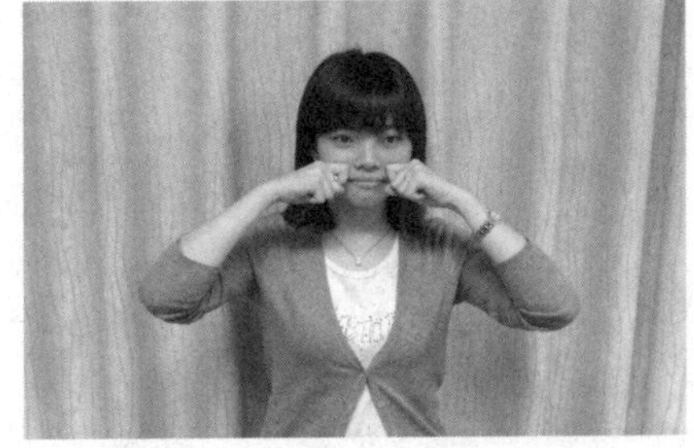

(5) 点穴承浆，两手轮换；

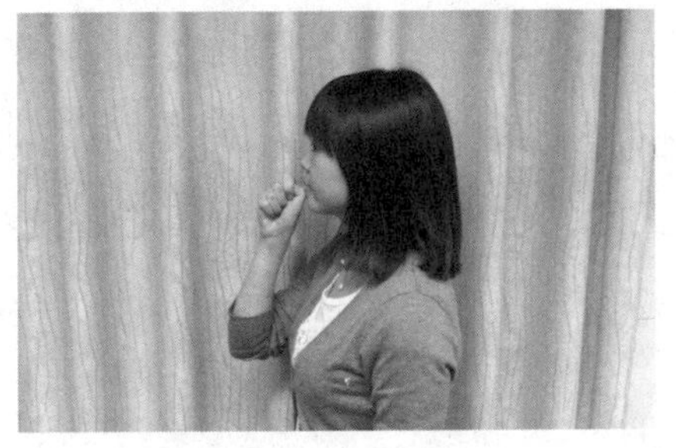
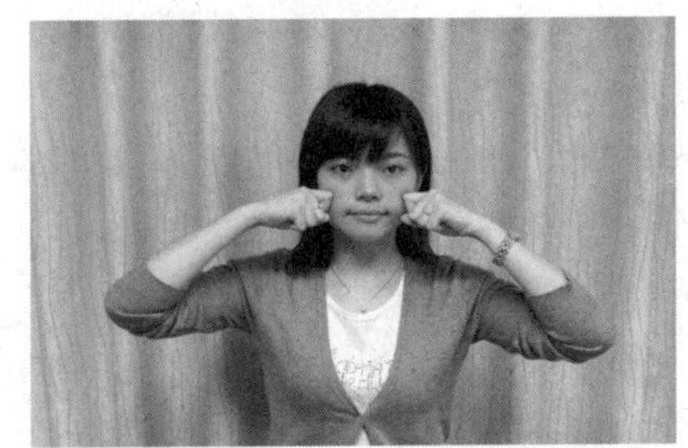

(6) 承浆两旁，划移嘴角；

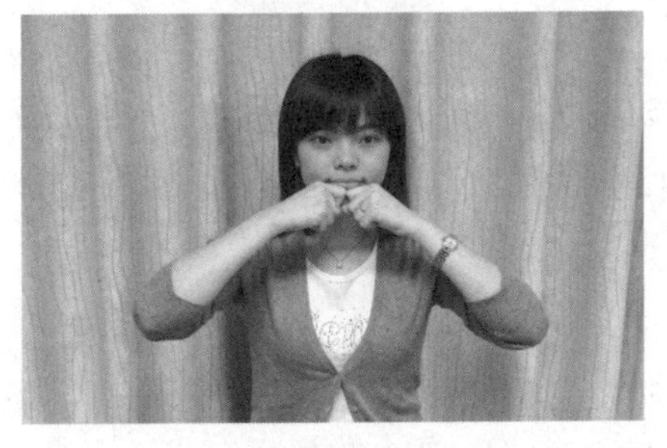
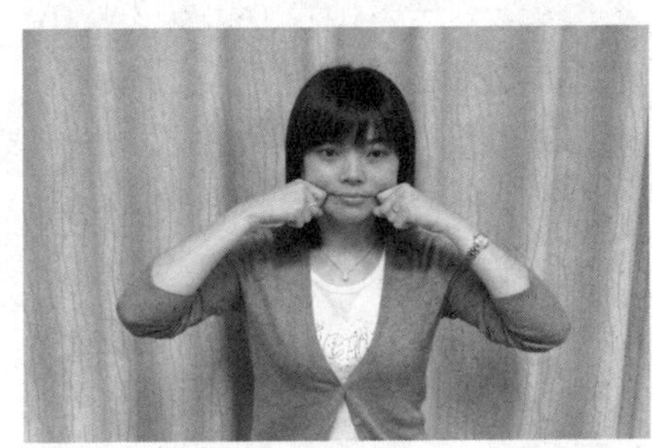

(7) 从上到下，按抚鼻梁；

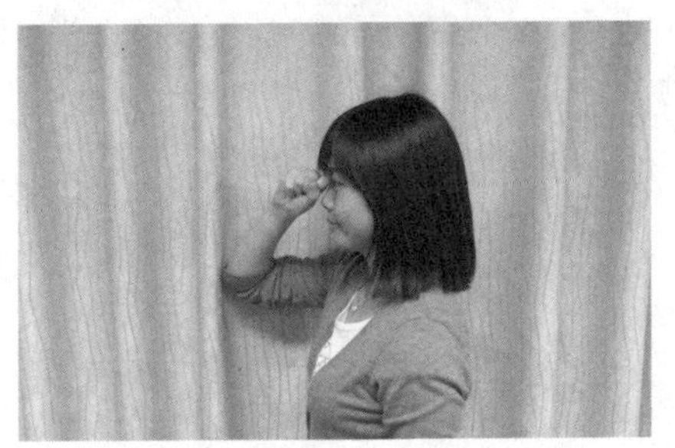
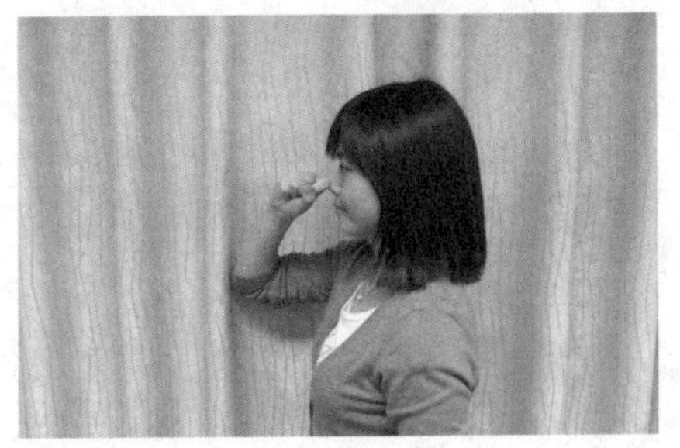

(8) 下巴中间,括到耳根。

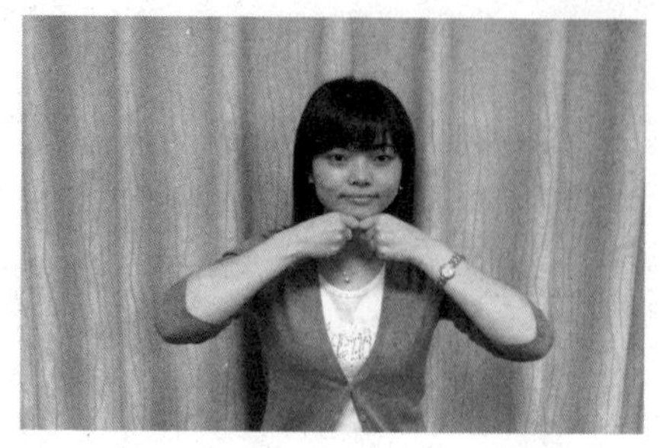

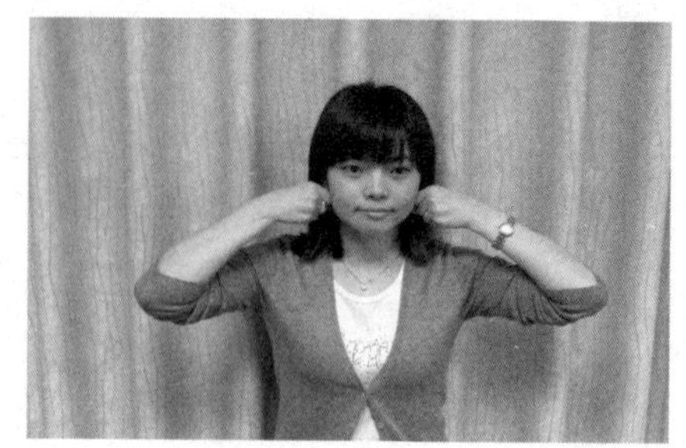

(演示:夏佳梦　摄影:施青云)

总之,脸面的每一点,每天都要触摸。

操毕洗脸。

4. 敲胆经(每天敲左右大腿外侧各 200 下),生产足够的造血材料;每天坚持早睡早起,使身体有足够的造血时间。血气够了,皮肤就会呈现血色,脸面自然而然地白里透红。

5. 步行→出汗→脸红有光。

根据"百练不如一走"的原则,若时间允许,5 站公交车以下的行程,坚持步行。

步行达到一定里程,就会出汗,脸红有光。

走出健康,克服惰性;磨炼意志,增强自信。

祝愿读者、听众和有志者:实践"果蔬汁促美容",逐渐使脸色白里透红且有光泽。这里,介绍三位果蔬为伴不化妆者,他们分别是洪尽、邓彬女士及朱乐年先生。三位拍照前长期饮食果蔬汁,拍照时不化妆。

老年斑的预防

■ 端木翰卿

俗话说：尿急生病，屎急送命。由此可见，排便，与性命攸关。

长期地观察和实践，使我发现，每天大便 2～3 次者可少生或不生老年斑。

相反，观察众多老年便秘者，不仅脸上及手背上有老年斑；而且，口臭难闻。往往人未到，臭气飘来。所谓“老人臭”，这是其中一个原因。

我在《活过一百岁》书中，讲述自己从 2004 年 5 月，经本书副主编邓建煦教授推荐，每天清晨，空腹饮食用苹果、苦瓜、西芹、甜椒和黄瓜搅拌成泥的果蔬汁约 250 克左右。坚持到 2005 年 2 月 28 日，距第一次检查 3 年半后第 7 次检查：血甘油三脂降到 3.8 mmol/L，皮裤带收紧 1 扣。

2006 年 6 月 1 日，距第 1 次检查 5 年后，第 8 次检查：胆囊大小形态正常，充盈良好，囊壁稍毛，未见异常回声。胆囊收缩功能正常。其中，血甘油三脂降到 3.2 mmol/L，皮裤带又收紧 1 扣(计 2 扣)。

每天继续坚持饮食自制的果蔬汁。吃完门诊开给的清胆胶囊、施普瑞和百令，不再配药。

2008 年 5 月 8 日，距第 1 次检查 7 年后，第 9 次检查：胆囊壁光滑，胆囊内透声好。未见明显异常。其中。血甘油三脂降到 1.6 mmol/L，皮裤带再收紧 2 扣(计 4 扣)。腰围从 90 公分(2 尺 7 寸)缩小到 80 公分(2 尺 4 寸)。

此间，《新闻晨报》、《支部生活》、《每周广播电视》和《新民晚报》等媒体先后报道患者饮食“果蔬汁促健康”的实践。

此后至今，仍每天坚持吃果蔬汁。虽然腰围不再缩小，但是大便次数开始渐增。

以前，只是起床后有一次大便。以后，早餐后偶有第二次大便。

每天 2 次大便固定下来后发现，午睡后起来，偶有第 3 次大便。

目前，发展到即使不午睡，午餐后，也偶有第 3 次大便。

与我周围的同龄人相比，发现自己未长老年斑。

发现比我多喝 1 年果蔬汁，长我 9 岁现年 81 岁的邓建煦，也不长老年斑。

发现比邓建煦年长 12 岁现年 93 岁的胞兄邓旭初(前上海交大党委书记，现住华东医院)，在其弟推荐后，即喝“果蔬汁”至今9年，也不长老年斑。

与我保持联系的、喝“果蔬汁”至今的退休读者中，没有人便秘，没有人生老年斑。

有一次，在医院，见到青年时代的同事叶先生陪其妻看病。几十年不见，他仍如当年，雪白粉嫩，谈笑风生，他比我年长8岁，我当时是72，他已经80。他不戒烟、不戒酒、不运动，也不喝“果蔬汁”，为何没有老年斑?

这使我想起他当年的绰号叫“直通车”，便问他:“现在还开直通车吗?”

答:“当然，开了几十年，能刹得住吗?”

所谓“直通车”，是指他每天吃完早、中、晚饭后，总要大便一次，每天三次。

从中得到启发，坚持每天喝“果蔬汁”使大便保持畅通则可以使人少生或不生老年斑。

五谷杂粮　养生祛病

黑发粥及其制备方法

■ 端木翰卿

我自 50 岁左右，两鬓渐白。60 岁左右，白到顶峰。

退休后，尝试吃黑发粥、做黑发操，白头发又逐渐变黑。从头顶向两鬓过渡。

70 岁左右，有人问我："是否染过发？为什么顶发又黑又亮？而两鬓为何不染？"

这才唤起我"肯定"自己的"研究"。实践证明：长期坚持，吃黑发粥、做黑发操，花费低廉，白发渐黑。目前，黑发占 70%左右。否则，不会引起多年不见的老朋友对比发出惊叹。

随着白发变黑，肝、肾功能及视力相伴改善。

像我这样持有"敬老卡"的人，在 2005 年换过第 2 代身份证后，可长期使用。然而，上海市公安局于 2010 年 12 月 21 日，又为我换发身份证。如果用新证中的照片与我今天对比，可以发现又有白发变黑了。

以下，是我从 50 岁到 60 岁再到 70 岁的这 20 年中，黑发变白又变黑的经历和认识。

一、认识白发

白发，分先天和后天两种。先天遗传造成的，相对难以改善。

后天生成的白发，经过食疗，是可以改善的。造成后天白发，主要有 3 个原因：

1. 营养缺乏

阳光不足（如白毛女，长期躲在山洞里），从而导致黑色素细胞的减少。一些皮肤病，如白癜风等，也会造成白头发。正常人一般在 35 岁左右开始生白发。

2. 精神紧张

白发的产生，最大的因素是生活紧张，压力太大所致。当一个人所承受的压力，超过他所能承受的极限时，会加速黑发变白。所谓"伍子胥过昭关，一夜愁白了头"。

3. 微量元素不足

这也是形成白发的原因。目前，有的人因为白发，所以采用染发。由于染发剂中含有大量的化学制剂，长期使用会被头皮吸收，从而影响身体健康。我的邻居，每年染发 6 次，平均 2 个月 1 次，结果得了癌症。有人服用药物，然而是药三分毒，长期吃药对人体健康也不利。

因此，每天早餐时，食用香糯（口感胜过腊八粥的）黑发粥、抽空做一次黑发操，无疑是一个好方法。

二、吃黑发粥

1. 基本组成

黑发粥由 8 种食材组成，如下表（2 人份）：

名　称	作　　用	用量(g)	占比(%)
黑　豆	活血、乌发、补肾、益寿	25	10
薏　米	健脾、补肺、清热、利湿	65	26
制何首乌	乌发	2	0.8
黑芝麻	治疮疡、消肿毒、生秃发、长肌肉	15	6
大　米	补中益气、健脾和胃	100	40
黑　米	补肾、健脾、暖肝、明目	25	10
胡桃肉	补肾、固精、治痿、强阴	15	6
百合干	润肺止咳、清心安神	3	1.2
合　计		250	100

2. 制作过程

淘洗黑豆、薏米（薏苡仁）、制何首乌、大米、黑米、胡桃肉（核桃仁）及百合干，最后将炒熟的黑芝麻粉放入电压力锅；加 400 毫升水。煲到粥黑、粘稠、飘香，可食。

注意事项：① 黑豆一定要选择刮去外皮见到里面是绿色的为佳；② 煲粥的时间按钮调节到“豆类”（约 30 余分钟）。

疗效：因人而异，有人持续半年，黑发渐生；有人反应较慢，不要灰心。总之，像我一样，坚持 10 年，效果明显。

三、做黑发操

（历时 6 分钟，节选自 1 小时的自编操）

(1) 双脚分开，与肩同宽（彩色插页 · 示意照 1）。右手越过头顶，用拇指及食指的指甲，提拉左耳的耳尖穴（将耳朵褶起，尖尖头即是）27 下（耳尖有疼痛感），还原（示意照 2）。左手越过头顶，用拇指及食指的指甲，提拉右耳的耳尖穴 27 下（耳尖有疼痛感），还原（示意照 3）。

(2) 左右手拇指及食指的指甲，分别提拉左右耳尖穴（有疼痛感），同步各 100 下（示意照 4）。

(3) 用左右手食指指尖，分别按摩左右耳廓 100 下（示意照 5）。

(4) 每天早晚梳头两遍，每遍至少梳 100 下。

【附】作者简介

端木翰卿：1941 年生于上海；1958 年开始为《海运报》撰稿。此后，以“吃”作为由头，撰写有关借“吃”针砭时弊的杂文，一直到 1966 年。

改革开放后，为了续写《吃在中国》而辞去经理职务。2001 年，当该书出版时，发现自己的头发已白到顶峰。怎么办？继续研究“吃”。经过 10 年实践：吃“黑发粥”、做“黑发操”，白发先后变黑了。2011 年，“五谷杂粮，养生祛病”等 3 项实践成果申报专利。

退休后，参与改编《水浒传》、《三国演义》、《西游记》、《红楼梦》为少儿读物；策划的《中老年养生妙诀》等 5 种图书，在外地先后出版。

在沪出版的书有：《吃在中国》、《家常菜新吃》、《金饭碗》、《壮壮的牙齿》、《活过一百岁》及其修订版等 6 种。

发明专利申请公布通知书附后：

附件：

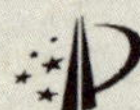

中华人民共和国国家知识产权局

200041

XQ06211293411

上海市成都北路333号南1003室

上海世贸专利代理有限责任公司 叶克英

发文日：

2011年01月04日

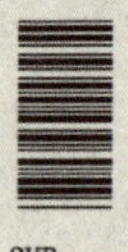

2VB

申请号或专利号：201110000417.4　　　　发文序号：2011010400442860

专利申请受理通知书

根据专利法第28条及其实施细则第38条、第39条的规定，申请人提出的专利申请已由国家知识产权局受理。现将确定的申请号、申请日、申请人和发明创造名称通知如下：

申请号：201110000417.4

申请日：2011年01月04日

申请人：端木翰卿

发明创造名称：黑发粥及其制备方法

经核实，国家知识产权局确认收到文件如下：

发明专利请求书 每份页数:4页 文件份数:1份

权利要求书 每份页数:1页 文件份数:1份 权利要求项数： 3项

说明书 每份页数:3页 文件份数:1份

说明书摘要 每份页数:1页 文件份数:1份

专利代理委托书 每份页数:2页 文件份数:1份

费用减缓请求书 每份页数:1页 文件份数:1份

实质审查请求书 每份页数:1页 文件份数:1份

提示：

1. 申请人收到专利申请受理通知书之后，认为其记载的内容与申请人所提交的相应内容不一致时，可以向国家知识产权局请求更正。

2. 申请人收到专利申请受理通知书之后，再向国家知识产权局办理各种手续时，均应当准确、清晰地写明申请号。

审查员：自动受理　　　　审查部门：专利局初审及流程管理部

中华人民共和国国家知识产权局 专利申请受理章

200101 2010.2　纸件申请，回函请寄：100088 北京市海淀区蓟门桥西土城路6号 国家知识产权局受理处收

电子申请，应当通过电子专利申请系统以电子文件形式提交相关文件。除另有规定外，以纸件等其他形式提交的文件视为未提交。

1/2

一种安眠降压粥及其制备方法

■ 端木翰卿

老百姓自我衡量健康的标准是：吃得进、撤得出、睡得香。

其中，第三点睡得香很重要。睡眠，是将食物转化成人体日常活动所需的能量的基础。

有一段时间，我和妻子都睡不香，进而失眠。她甚至眼球出血，原来是血压升高，使微血管破裂而致。

怎么办？

她先去就医。子女先后送来保健品。她权且先吃起来。我则潜心于食疗——尝试安眠降压粥（以下为两人份）：

小米 100 克，老玉米渣子 100 克，燕麦片 100 克，淘洗净，放入电压力锅，加 400 毫升水，煲粥。作为晚餐。

坚持半年以后，夜晚睡眠逐渐进入梦乡。然而，每天早晚依然坚持各量血压一次，保持忧患意识。

《本草纲目》说：小米能除湿、健脾、镇静、安眠。

老玉米渣，含有大量的卵磷脂、亚油酸、谷物醇、维生素 E，能使人不发生高血压和动脉硬化。

燕麦片，其营养在全谷类中排名第一，蛋白质是糙米的 2 倍。含有丰富的 B 族维生素和维生素 E，多酚类，植物雌激素等植物化学素含量也很丰富，低热量，拥有丰富的可溶性纤维，是减肥圣品。

从此以后，我们夫妇俩，每晚都吃安眠降压粥。

另外，可以取半粒米，用胶布贴到右脚太冲穴上。每天用指按压穴位 2 次，每次 2 分钟，以稍感疼痛为度。次日改贴左脚穴位，每天换一次，左右脚交替，至降压为止。

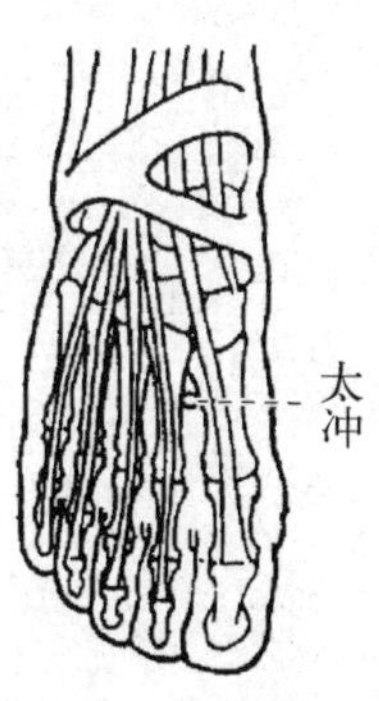

半粒米穴位按压

发明专利申请公布通知书附后：

附件：

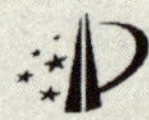

中华人民共和国国家知识产权局

200041

上海市成都北路 333 号南 1003 室

上海世贸专利代理有限责任公司 叶克英

发文日：

2011年01月25日

1VD

申请号或专利号：201110026745.1　　　　发文序号：2011012500538970

申请人或专利权人：端木翰卿

发明创造名称：一种安眠降压粥及其制备方法

费用减缓审批通知书

上述专利申请，申请人于 2011 年 01 月 25 日提出费用减缓请求，经审查，符合专利法实施细则第 100 条及《专利费用减缓办法》的规定，同意减缓，

申请费，审查费，自授予专利权当年起三年的年费按 85% 的比例减缓；复审费按 80% 的比例减缓。

根据专利法实施细则第 95 条及国家知识产权局第 75 号公告的规定，申请人应当于 2011 年 03 月 25 日之前缴纳下列费用：

申请费：135 元　　公布印刷费：50 元　　权利要求附加费：0 元　　说明书附加费：0 元　优先权要求费：0 元

共计：185 元

提示：

1. 优先权要求费未缴纳或未缴足的视为未要求优先权。其他费用期满未缴纳或者未缴足的，该专利申请将被视为撤回。
2. 以上费用可以通过邮局或银行汇付，也可以直接到国家知识产权局缴纳。直接缴纳的以国家知识产权局收到费用之日为缴费日。通过邮局、银行汇付的，以汇出日为缴费日。

银行汇付　开户银行：中信银行北京知春路支行

户名：中华人民共和国国家知识产权局专利局　　账号：7111710182600166032

邮局汇付　收款人姓名：国家知识产权局专利局收费处

商户客户号：110000860

汇款时应准确写明申请号、费用名称简称及分项金额。未写明申请号和费用名称简称的视为未办理缴费手续。费用通过邮局汇付的，汇单上还应写明汇款人姓名或名称及通讯地址（包括邮政编码）。因缴费人信息不全或者不准确造成费用不能退回的，视为未办理缴费手续。

3. 根据专利法实施细则第 5 条的规定，各种期限的第 1 日不计算在期限内。期限以年或者月计算的，以其最后 1 月的相应日为期限届满日；该月无相应日的，以该月最后 1 日为期限届满日。期限届满日是法定休假日的，以休假日后的第 1 个工作日为期限届满日。

审 查 员：自动受理　　　　审查部门：专利局初审及流程管理部

中华人民共和国国家知识产权局 专利申请受理章

200021 2010.4　纸件申请，回函请寄：100088 北京市海淀区蓟门桥西土城路 6 号　国家知识产权局受理处收

电子申请，应当通过电子专利申请系统以电子文件形式提交相关文件。除另有规定外，以纸件等其他形式提交的文件视为未提交。

2 / 2

一种治疗尿后滴漏及阴囊湿痒的冬夏联治配方及制备方法

端木翰卿

65 岁以后，发现自己尿后滴漏。尤其到冬季，还伴有阴囊湿痒。两天不洗澡，裤裆有味道。

怎么办？

5 年来，终于找到"冬夏联治"的方法。

一、冬治

1. 每天喝南瓜黑豆浆 250 克左右

做法：蒸熟的南瓜 1 块，连皮带籽重约 200 克左右；黑豆（先浸 1 小时左右），蒸熟重约 100 克；炒熟的黑芝麻粉 50 克；胡桃肉 50 克。

将上述 4 种食材，一起放入搅拌机，加 600 毫升开水，打成浆，供 4 天（人）饮食。

特色：此浆比普通豆浆香浓醇口，且有助于前列腺疾病的康复。

2. 每天吃 1 把炒熟的南瓜子，作为休闲食品

整个冬季，食 1～1.5 公斤南瓜子。

二、夏治

每天喝冬瓜枸杞浆 260 克。

做法：冬瓜 250 克，连皮带籽，洗净，切碎；枸杞子 10 克，洗净。

略放水至盖没搅拌机刀片后，再将以上两种食材，一起放入搅拌机，打成冬瓜枸杞浆。

特色：此浆淡而略甜，坚持夏治，症状消失。

发明专利申请公布通知书附后：

附件：

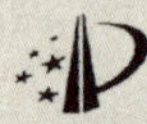

中华人民共和国国家知识产权局

200041

上海市成都北路333号南1003室
上海世贸专利代理有限责任公司 叶克英

发文日：

2011年02月17日

1R0

申请号或专利号：201110039616.6　　发文序号：2011021700284170

申请人或专利权人：端木翰卿

发明创造名称：一种治疗尿后滴漏及阴囊湿痒的冬夏联治配方及制备方法

费用减缓审批通知书

上述专利申请，申请人于2011年02月17日提出费用减缓请求，经审查，符合专利法实施细则第100条及《专利费用减缓办法》的规定，同意减缓，

申请费，审查费，自授予专利权当年起三年的年费按85%的比例减缓；复审费按80%的比例减缓。

根据专利法实施细则第95条及国家知识产权局第75号公告的规定，申请人应当于2011年04月18日之前缴纳下列费用：

申请费：135元　公布印刷费：50元　权利要求附加费：0元　说明书附加费：0元　优先权要求费：0元

共计：185元

提示：

1. 优先权要求费未缴纳或未缴足的视为未要求优先权。其他费用期满未缴纳或者未缴足的，该专利申请将被视为撤回。
2. 以上费用可以通过邮局或银行汇付，也可以直接到国家知识产权局缴纳。直接缴纳的以国家知识产权局收到费用之日为缴费日。通过邮局、银行汇付的，以汇出日为缴费日。

银行汇付　开户银行：中信银行北京知春路支行
　　　　　户名：中华人民共和国国家知识产权局专利局　　账号：7111710182600166032

邮局汇付　收款人姓名：国家知识产权局专利局收费处
　　　　　商户客户号：110000860

汇款时应准确写明申请号、费用名称简称及分项金额。未写明申请号和费用名称简称的视为未办理缴费手续。费用通过邮局汇付的，汇单上还应写明汇款人姓名或名称及通讯地址（包括邮政编码）。因缴费人信息不全或者不准确造成费用不能退回的，视为未办理缴费手续。

3. 根据专利法实施细则第5条的规定，各种期限的第1日不计算在期限内。期限以年或者月计算的，以其最后1月的相应日为期限届满日；该月无相应日的，以该月最后1日为期限届满日。期限届满日是法定休假日的，以休假日后的第1个工作日为期限届满日。

审查员：自动受理　　　　审查部门：专利局初审及流程管理部

（印章：中华人民共和国国家知识产权局 专利申请受理章）

200021　　纸件申请，回函请寄：100088 北京市海淀区蓟门桥西土城路6号 国家知识产权局受理处收
2010.4　　电子申请，应当通过电子专利申请系统以电子文件形式提交相关文件。除另有规定外，以纸件等其他形式提交的文件视为未提交。

2 / 2

说不尽的六味地黄丸

■倪　诗

哪怕只是偶尔看电视的人，大概也能看到听到这样的广告语：治肾亏，不含糖，九芝堂牌六味地黄丸；药材好，药才好，仲景牌六味地黄丸；高度浓缩，一粒见效，修正牌六味地黄胶囊。

从这样的广告词中，我似乎不难得出一些基本的信息：一个是六味地黄丸是治疗肾亏的，二是，这个成药配方独特，效果尚可，所以全国有很多家药厂都在生产销售。

是的，六味地黄丸确实是中医药历史上一个非常有名的成药，可以毫不夸张地说，它影响造福了无数的中国人，甚至包括全世界各地的华人。

上海中医药大学一知名教授在茶余饭后的闲聊中，曾说过这样的观点：只要有中国人的地方，就离不开补肾。说完，在座的所有博士和硕士们都会心一笑，老师的话语实在是一针见血，精辟之至。从古至今，中医学的浩淼文献中，关于补肾的内容可以说是汗牛充栋，数不胜数。经验来源于实践。繁多的文献记载似乎也印证了，中国男人在这方面有着强烈而持久的需求。

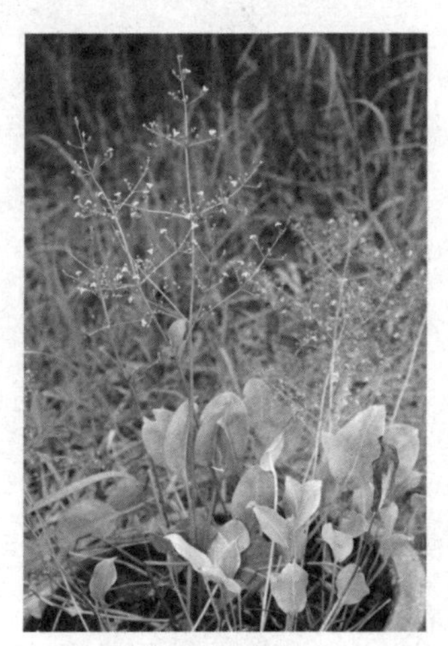

中药泽泻原植物

要想真正弄清楚六味地黄丸，还得从他的父辈金匮肾气丸说起。

汉朝末年，群雄并起，战乱频仍，老百姓流离失所，苦不堪言，就在这样的衣不遮体，食不果腹，颠沛流离的苦难之下，可怕的疫病开始流行，死人无数。正所谓沧海横流，方显英雄本色。在暴虐的疾病面前，中医药起到了应有的作用。一个名垂青史的医家就诞生在这个兵荒马乱，疫病肆虐的年代里，他的名字就是无数人耳熟能详、顶礼膜拜的张仲景。

仲景先生原本是中原地区的一个小小的官员，精通文墨，但因为疫病的疯狂流行，导致了他的家族损失惨重。因为，那个时代的很多医生，面对病魔，几乎束手无策，只能按照过去的老一套应付一下，基本上没有什么效果，所以张仲景愤而学医，精勤不倦，博采众方，并且深入治病救人的第一线，最终成为了一代医圣，名扬千古。

因为有良好的文化功底，大约在他的晚年，他写了一本书，把自己历经艰辛收集的有效方药以及自己的临床实践获得的经验传给后人，这本书的名字就叫做《伤寒杂病论》。后来，时光流转，岁月浸淹，这本书也在世间时隐时现。到了宋代，因为有了印刷术，朝廷的高官，知晓此书的重要性，根据书的内容，就将此书一拆为二，一本叫做《伤寒论》，另一本叫做《金匮要略》，经过仔细的校正，最终由朝廷颁行天下，一直到现在，中医药大学的学生必读的四大经典中，依然有张仲景的这两本书。

在《金匮要略》一书中，张仲景就收录记载了金匮肾气丸这个方。但在原书上不是这个方名，而是叫做崔氏八味丸。顾名思义，这个方子是一个姓崔的医家发明创造的，由八味中药组成，做成丸药。张仲景实在是太伟大了，编写了《伤寒杂病论》这样一部奇书，但从来君子不掠人之美，没有把崔姓医家发明的好方子巧取豪夺地说成是自己的。这样的高风亮节，对于我们也有着振聋发聩的作用，比照现在的种种学术不端，只能感叹，世风日下，人心不古。

我们现在之所以称这个方子叫金匮肾气丸，完全是因为后人感受到了张仲景的巨大人格魅力，更改方名，以示长久的纪念。

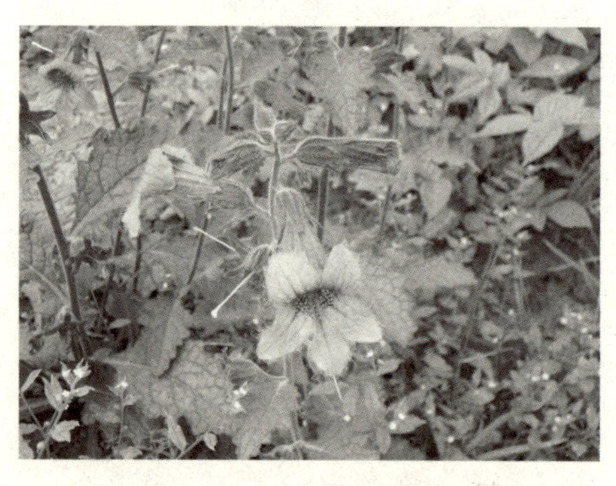

中药天目地黄的原植物

我们不妨简单地来了解一下这个有着两千多年历史的方子。

前面已经说过，这个方子是由八味药构成，他们分别是：熟地，山药，山萸肉，牡丹皮，茯苓，泽泻，附子和肉桂。

中医治疗疾病，曾经走过一个漫长的历史，那就是从单味药到复方的筚路褴褛的过程。在蛮荒时代，我们的古人总是一味一味药地摸索，尝试，渐渐搞清楚了大多数常用药的药性和功效，然后，他们发现，一般的疾病，单靠一两味药，疗效似乎很难令人满意，在艰苦的探索之中，他们终于发现，可以把若干味单味中药组合起来使用，效果会好很多。于是，就有了方剂的诞生。人们很自然地要问，单味药的组合，按照什么样的原则进行呢？这确实是一个非常重大的问题，否则，常用的中药就两三百种，用现在的数学中的排列组合知识，我们很轻松地可以看出，如果随意排列组合，那最后的结果近乎是一个天文数字。聪明的古人总是那么有办法，最终他们经过无数次的尝试，最终发现，有一些药放在一起，疗效会明显增强，有一些药放到一起，则会互相干扰，而有一些药放到一起则会降低毒副作用。在经过无数次的实验，最终，他们发现了一些规律，这个规律或者说组方的原则就是君臣佐使。

所谓君臣佐使，就是古人借鉴了当时的国家组织制度中的感性知识，来指导单味中药之间的配伍问题。通过后来的临床实践证实，这实在是一个非常伟大的发明。

我们回到金匮肾气丸这个方子上，根据原方的用量，结合各个药物本身的药力强弱，我们大体可以看出，这个方子里最重要的药物是熟地。因为它的分量最重，而且主体的功效也指向补肾，填精益髓，确实能够治疗我们平常所说的肾亏。

当然，真正熟知中药发展史的人都清楚，在唐代以前，是没有熟地这味药的。那个时候的人们还没有寻找到生地黄炮制成熟地黄的方法。因为张仲景的原书中都是说干地黄。也就是野地里挖出来的生地黄，自然堆放，慢慢里面的水分就蒸发了，变成了干地黄。我们要知道，从地里刚刚挖出来的生地黄，药性是比较寒凉的，补肾的功效也不明显，更多的是用来除热凉血的。而经过一段时间的放置后，水分减少了，寒凉之性也就相应地减少了，因此补肾的功效就相对明显了。为了增强补肾温肾的效果，所以又加入了山药、山萸肉、肉桂和附子四味药。其中山药，我们都不陌生，现在无论是大卖场里还是小菜场里，都有生山药这个菜。一般说来，因为产量相对较低，所以价格比较昂贵。从这里，也能看出中药的另一个特点，那就是源于自然，与生活紧密相关。这一点在以后的书籍中还将会给予更多的关注。这里暂时按下不表。

山萸肉，大家应该也不会陌生，是一种野生灌木山茱萸的果肉，新鲜时，颜色是鲜红的，放置时间久了，颜色就变成了暗红色。可能很多人会说，我没有见过山茱萸，其实，韩愈的那首《九月九日忆山东兄弟》里的那句“遥知兄弟登高处，遍插茱萸少一人”中的茱萸说的就是这个山茱萸。百姓日用而不知，由此可见一斑。

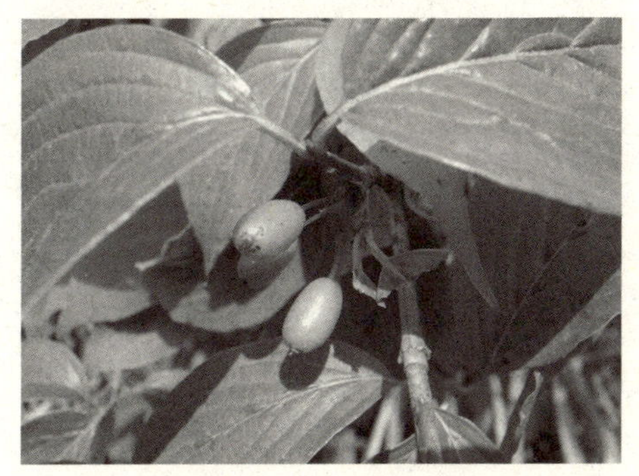

中药山萸肉的原植物

要说中医的神奇，就神奇在不是单向思维。简单地说，中医的本来目的是要补肾，她不是简单地弄几味补肾的中药机械地堆积在一起就完事了，这样的中医一定是地道的庸医。真正高明的中医在于，虽然我的目标是补肾，但在补肾为主的前提下，绝对忘不了适当地泄一泄肾，泄肾只是手段，最终的目的还是更好地更平缓地补肾，所以，这个方子里又加入了牡丹皮和泽泻这两味看似不相干的中药。牡丹皮就是大名鼎鼎的牡丹花的根皮，能够泄肾中之火；而泽泻，主产于福建，生在水边沼泽之地，能泄肾中之水，如此一来，整个方子就完全体现了阴阳和合，补泄相依的绝妙原则，到了这个时候，看似此方已经近乎完美了，实则不然。因为这样的补肾药，要长期服用，久服方能见大功。长期服药，必定会对脾胃有所伤害，并且，再好的药物也需要脾胃的运化才能更好地吸收，于是，方中放入了补脾健胃的茯苓。如此一来，天然之合，近乎完美。所以能传承千年而不衰，并将一直传承下去，千秋万代而不绝。这就是中医的魅力所在。

中医的组方既有她的原则性，又不失她的灵活性。

金匮肾气丸一方，从汉代传到了宋代，遇到了一个人，从此锦上添花，从而遍地开花。这个人就是北宋太医院里的儿科名医钱乙。

钱乙原本是一个民间的知名儿科医生，疗效卓著，声名远播。之所以能进太医院，凭的完全是自己的真本事。

话说有一段时间，皇帝的小儿子，突发抽搐，遍请太医院的医生诊治，效果不佳，于是，众医束手，经过大臣的推荐，钱乙被召进宫来，一番仔细地望闻问切之后，钱乙便心中有数，断定太子的抽搐是因为脾虚所致，因此，开了一副同样来源于《金匮要略》的方子，名叫黄土汤，顾名思义，方中的主药就是黄土，请注意，这黄土不是普通的田间地头的黄土，而是锅灶灶心里经过天长日久煅烧过的黄土，最终太子服药之后，疾病无所遁形，太子顺利康复。皇帝当然非常开心，就留钱乙在太医院工作。

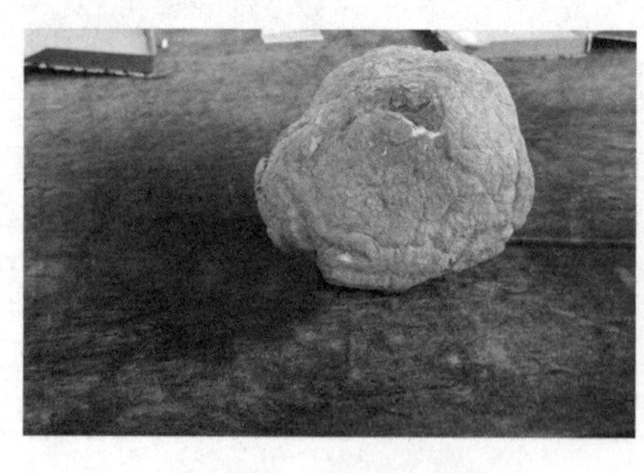

中药茯苓的原植物

钱乙对于中医的巨大贡献不是给太子开了一副黄土汤，更重要的是，他在临床实践中发现，小儿体禀纯阳，遇到外感疾病很容易就化热，导致抽风死亡等严重后果。同时，他在民间多年行医经历中发现，很多孩子因为先天禀赋不足，或者后天营养不足，发育迟缓，用中医的话说，就是以囟门迟闭为主要表现的"五迟"现象，这对于孩子未来的发展是巨大的障碍，所以，钱乙经过慎重的考虑，并且小心探索，最终发现，如果将成人常用的补肾方子——金匮肾气丸中的肉桂和附子两味药拿掉，则既能保证小孩的补肾效果，又没有升阳动风动火的担忧，于是，他就在临床上开始使用起来，并且将其命名为地黄丸。这一成果，就收录在主要由其弟子闫孝忠记录编撰的小儿科专著——《小儿药证直诀》一书中，从此，六味地黄丸名扬天下。

特别值得指出的是，这个时候，医家已经掌握了干地黄炮制成熟地黄的方法，因此，真正的熟地黄就诞生了，填精益髓的效果也就真正显现出来了。

我们常说，中医是一门传统的学问，她讲究口传心悟，特别强调传承，在传承的基础上有所创新。六味地黄丸被钱乙在张仲景的基础上创制出来以后，后代的医家又在钱乙的基础上发展创制了一系列的地黄丸，直白地说，六味地黄丸有了好几个儿子，而金匮肾气丸又多了好几个孙子辈，我们可以将其简单列举如下：

1. 杞菊地黄丸

是在六味地黄丸的基础上加入枸杞子和菊花而成，治疗肝肾阴虚所至的眩晕、耳鸣、视物模糊、眼目干涩疼痛等，可收到补精、清肝、明目的目的。

2. 归芍地黄丸

是在六味地黄丸的基础上加入养血柔肝的当归和白芍而成，有填精养血之功，对头晕、崩漏等疗效显著。

3. 知柏地黄丸

是在六味地黄丸的基础上加入知母、黄柏而成，其独特之处是对肝肾阴虚火旺所致的腰膝酸软、遗精、血淋等症，能滋其阴、降其火。但方中知母、黄柏性寒、故脾虚便溏者慎用，以免伤脾胃之气。

4. 济生肾气丸

是在归附地黄丸的基础上加入车前子和牛膝而成，由于二者的加盟，使其利水除湿之功增强，适用于肾阳虚衰所致的水肿、小便不利等。

5. 七味都气丸

是在六味地黄丸的基础上加入五味子而成，五味子有补益固涩之功，故七味都气丸适用于肾阳不足所致的虚咳、气喘、遗精等。

6. 麦味地黄丸

是在六味地黄丸的基础上加入麦冬、五味子而成，以增强六味地黄丸的养阴生津、敛肺涩精之效，专治肺肾阴虚所致的肺痨、喘咳、遗精等。

如此一来，六味地黄丸系列方药就有更好的针对性。病家可以根据自己的病情做出最妥帖的选择。

历史的车轮滚滚向前，我们进入到了新时代。那么人们不禁要问，当下的时代，与远古时代已经有极大的变化和差异，六味地黄丸家族对于当下的人们还有用吗。答案是完全肯定的。

现在的人们虽然已经有充足的物质供给，但因为生活节奏的加快，社会竞争日趋激烈，生存压力的不断加大，加上手机、电脑的频繁使用，辐射对于人体的慢

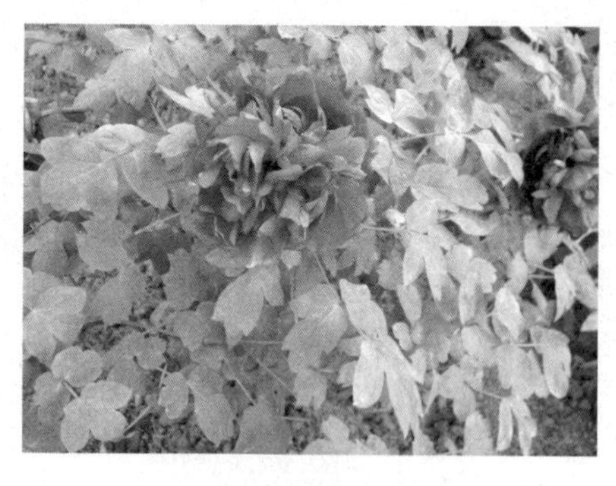
中药牡丹皮的原植物

性伤害也是客观存在的，因此都市里的很多白领都出现了早衰现象，表现为思维记忆力下降，睡眠不佳，早生华发，夫妻生活力不从心等等。其实，这些症状都是可以从六味地黄丸这个大家族里选择合适的方药来调理的。不过要特别提醒的是，六味地黄丸家族的整体药效都是比较慢的，需要长期服用才能见到效果，千万不能如同这个功利的时代一样，刚吃下几粒，就期待着马上出现容光焕发，精神大振，甚至是在床上可以一展雄风，酣畅淋漓，我要遗憾地说，这只能是异想天开。清代著名医家吴鞠通有一句名言：治内伤如相，贵在圆通。可谓一语中的，入木三分。

这大约也是古老的中医学对于充满焦躁与喧嚣的当下社会的一丝启迪吧。六味地黄丸的故事还可以继续说下去，限于篇幅，不得不就此打住。

在此，仅以此文作为本篇“药食同源”的压轴，谢谢您的阅读。

（本文供图：曹海峰）

养心与长寿

夫上古圣人之教下也，皆谓之：虚邪贼风，避之有时，恬惔虚无，真气从之，精神内守，病安从来。是以志闲而少欲，心安而不惧，形劳而不倦，气从以顺，各从其欲，皆得所愿。

养心，长寿的妙药

■倪　诗

无论古今中外，大约人类都有一个共同的心愿，那就是健康长寿。

既然长寿是我们每一个人内心的向往和追求，那也从一个侧面证明，要真正做到健康长寿不是很容易的事情。因为人都是对自己无法简单实现的事情给予厚望，并愿意为之努力奋斗，勉力而为。

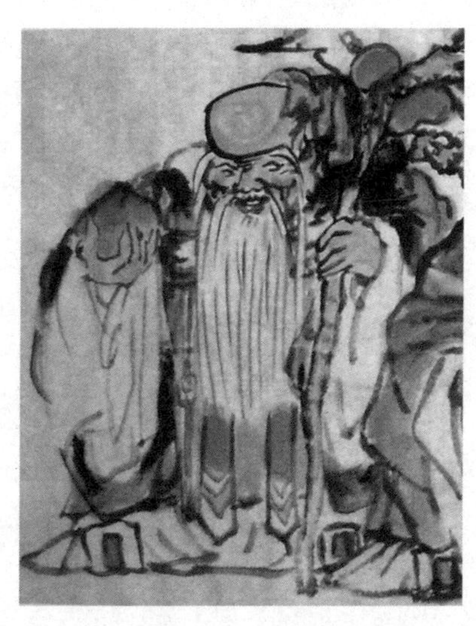

健康长寿当然是一个综合性的系统工程，它不可能指望通过某一种简单的养生方法或者某一种食物或者某一种药物，就可以轻松实现，如果是那样的话，这个世界上活过一百岁的人就应该比比皆是了，但一个基本的现实是，当前，我们国家健康活过一百岁的人口比例还是比较低的，不过我们也非常欣喜地看到，随着我们国家经济社会不断发展，生活条件的不断提高，居住环境的不断改善，现在每一年统计的百岁以上老人的数字都在缓慢增长。但我们觉得，这还远远不够，我们希望能够有更多的人能够加入到这个群体中，使医院的病房里饱受疾病的折磨和袭扰而痛苦不堪的人越少越好。人人都能健康长寿，人人都能活过一百岁。

在第一篇中，我们重点为广大中老年读者朋友介绍了果蔬汁养生的实践方法，还有黑发粥、黑发操的实践，以及安眠降压粥等的行之有效的延年益寿的方法，在这一节中，我们将重点给广大读者朋友聊一聊关于养心的话题。

其实，不用我们多说，相信很多人也都理解，保持良好的心态在日常生活和健康长寿上的重要性。也正是如此，所以古人经常说的一句话就是养生莫如养心。或者叫做养生贵在养心。让我们每一个人的心灵平和通达，不患得患失，不左顾右盼，不瞻前顾后，不畏首畏尾，不心绪难平，实在是一门重要的知识和修行。

我们现在的中老年朋友都曾经从过去那个非常艰苦的岁月里走过来，亲身体验了物质匮乏时期的艰难和困窘以及人心的痛楚与煎熬。一个基本的常识是，改革开放以后，随着物质供应的相对改善，很多人都感到了一种莫大的幸福。根据马克思主义哲学的观点：矛盾无时不有，无处不在。旧的矛盾解决了，新的矛盾必定产生。事情也确实是这样的。随着改革开放的不断深入，社会生活的方方面面都在发生着深刻的变化，比如以前从未听说过的下岗也真真切切地摆在我们面前；以前房子都是单位分配的，现在一切都商品化，需要自己拿钞票去买，而且在一个相当长的时间里，房价都是呈明显上行趋势。少数人凭借着自己的聪明才智，也有少数人凭借不太正当的关系和特殊背景，迅速致富，或者一夜暴富，身价百万，千万，甚至亿万，琳琅满目的商品包括各种奢侈品总是在刺激着我们人的本能欲望和消费神经，还有原来读大学都是国家包了一切，考上大学等于进了保险箱，而现在，上大学需要自己掏学费，学完了四年或者五年，还要面临激烈的就业竞争，有一些毕业生暂时找不到满意的工作，不得不在家里做起了啃老族。还有，因为市场经济的浸染，医疗卫生事业也开始了市场化，结果看病变得越来越昂贵，越来越艰难……总之，很多很多的事情，让我们的心变得一刻也无法安静下来，总是有很多东西在耗费着我们的心血，在搅动着我们的心神，在撩拨着我们的神经，一切的一切都让我们坐卧不安，心绪难宁，我们的心灵实在难以找到寄放的港湾。于是，整个社会都变得焦躁，生活的节奏越来越快，现实的竞争越来越激烈，生存的压力越来越大，于是，人们不知不觉之中在焦虑与躁扰之中走到了生命的终点，没有能够活过一百岁。

其实，人生没有什么是不能放下的。

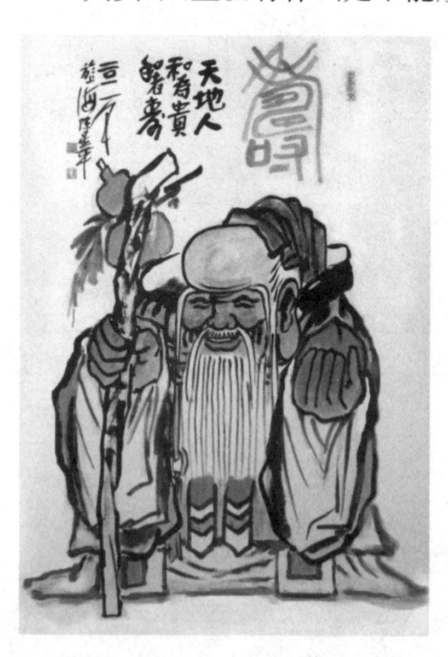

我们在自己的人生历程中，也曾经经历过这样的焦躁烦恼与惴惴不安，但现在，经过自己的艰难感悟与主动调整，还有身边一些高人的指点与示范以及从阅读中获得的情感体验，我们慢慢释然了，轻松了，心灵平静安稳了许多，所以，当我们在写作这本书的时候，也非常愿意把自己的一点肤浅的心得体会拿出来与广大的中老年朋友一起分享，希望天下所有人都能活过一百岁。因为，分享本身就是莫大的快乐。

如何养心？如何分享快乐？

本书主编反对闭门独养，他的实践是“从社会中来，到社会中去”（见本篇第二章）。他认为，这是养心和分享的好方法。

此外，我再提供“君子四慎”——养心的好方法。

古人一直教诲倡导人们要做君子，而不能做小人，并且对君子和小人做了很多的对比分析，让人们有清晰的价值标杆。比如，孔子说：君子和而不同，小人同而不和；君子之德风，小人之德草，草上之风，必偃。孟子说：人之异于禽兽者几希，小人去之，君子存之。等等。尽管在俗语中有“好人不长命，坏人活千年”，但我们从来都认为，那只是一种极为极端的少见现象，绝大多数时候，能够健康快乐、颐养天年的耆宿者都是积淀丰厚、心胸开阔，能够包容世间万物的忠厚长者。

在我们看来，养心是保持内心恒久的平静与平和，结合古人的一些理论阐释和道德修养实践，我们把它总结为“君子有四慎”。这个“慎”就是小心谨慎，必须认真对待的意思。愿人人都能成为首先独善其身然后能兼济天下的正人君子，长寿也必将伴随我们的左右。

其一，君子慎独。当和很多人在一起的时候，因为有周围很多双眼睛的交流对视，无形之中就构成了对于我们的一种监督，所以，我们在人多的地方不容易出岔子，犯错误，相反，我们容易成为一个翩翩君子，从而获得内心的安宁和静谧。但在只有我们一个人的时候，能否做到严格要求自己，这就是一个非常重大的考验了。很多年以前，某地的一个乡村中学里，有一个民办教师，一直很敬业，教学的本领也很好。一天，学校会计拿了一百块钱到他的办公室办事，正在办事的过程中，会计有点事情出去了一会，钱就顺手放在这个老师的桌子上，结果等会计回来后，桌子上的钱却不见了。在那个年代，一百元钱绝对不是个小数目，于是，校长就开始严查，最后在反复做思想工作之后，这位平时勤勤恳恳的老师终于交代了自己忍不住诱惑，偷拿了桌子上的一百块钱的事实。最后，这个已经年过半百的民办教师不得不离开学校，灰头土脸地回到家中，或许是内心的强烈悔恨与郁结，没过几年，他就去世了。当然更不用奢望活过一百岁了。

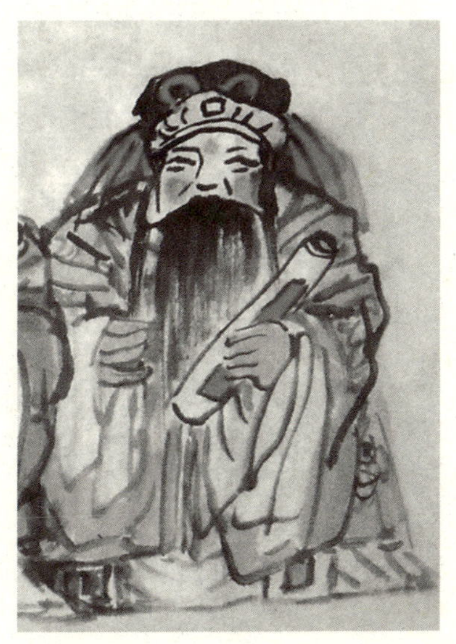

其二，君子慎微。这里的微当然就是细微、微小的意思。古人有一句话叫做：不以善小而不为，不以恶小而为之，其实就是在强调对于微小的苗头的重视。所以我们的成语宝库中就有一个成语叫做防微杜渐。很多人最后出问题，犯错误都是从最初的一点一滴开始的，因为数量的微小，情节的轻微，而不加注意和克制，或者自己内心说服自己，这不过是一点小事，但最后，敌不过人性的贪婪，积少成多，性质就发生了严重的变化，最后害了自己也害了家人。现在媒体上揭露的很多贪官，法院认定的贪污数额巨大得令人瞠目结舌，但绝大多数人最初都是从很小的数目开始放松自己的，慢慢地，就开始乐在其中而不能自拔了，最终东窗事发，锒铛入狱。

相反，如果我们一直做好事，帮助别人，助人为乐，比如教师认真努力地培养学生，医生认真努力地救治病人，工人认真努力地搞好生产，干部认真努力地治理好自己的城市或者城镇，最终都必将不断提升自己的本领，最终毫无疑问地能成为某一个领域里的行家里手，获得周围人的认同与认可，同时，更为重要的是收获一种帮助别人的充实和快乐，作为领导干部，还有留名青史的可能。这也是我们对于微小一词本该有的认知。

其三，君子慎初。这一点的意思与慎微有一点类似。因为一般初起阶段都是细微的微小的时候。但也有一点不同，那就是慎初更多的是告诉人们，一开始就要端正态度，严格要求，不能碰的东西绝对不碰。举一个生活中完全真实的例子来说明这个观点。当年我家的对面是一户四口之家。男主人是上海本地人，妻子是四川人，一个女儿在上小学，上面还有一个将近七十岁的老母亲。

我刚搬到小区不久，就感觉到这户人家的不同寻常。

因为他们两口子很少回家。偶尔回来，也是转瞬即逝。后来，小区的楼底下就时常聚集了一些社会上的小混混，专门盯着那户人家的门口。这些人留着板寸头，胳膊上有大块的刺青，眼里露着凶光。我斗胆上前去问他们是怎么回事。他们回答说，这户人家欠了他们很多钱，他们是来讨债的。

后来有一天晚上，很晚的时候，我们都被楼下的争吵声惊醒了，透过窗户一看，来了警车，还有好几个警察，其中一个警察正在询问当事双方并紧张地记录着。其中就有我们家对面的两口子。

时间长了，低头不见抬头见，慢慢我们也就熟悉了。一次偶然的机会，女主人钥匙忘带了，打电话让丈夫回来开门，等待的间隙来我们家坐了一会，大约是看我们两口子都是书生，就给我们谈起了他们家的过去。真是不谈不知道，一谈吓一跳。

原来，他们家曾经家财万贯，拥有两家超市，好几套房子，并且还有好几辆汽车，其中一辆是宝马。女主人说，她是整个张江镇上第一个开宝马的。日子过得轻松惬意，从容不迫。但就在这个时候，一些狐朋狗友开始想方设法凑上来了，不停地动员他们去打牌。一开始，他们也不愿意参与，但禁不住他们的死缠硬磨，最终还是上了牌桌。他们做梦也没有想到，这一上，就滑向了罪恶的深渊。

原来，这些人都是有备而来，一开始让他们两口子小赢了几回，找到了很多的快乐和成就感，还有虚荣心的剧烈膨胀，然后，他们就不断地输钱了，越输越多，越输越大，最后输光了全部家当，还欠下一屁股债，于是才有今天这副人不像人鬼不像鬼的惨状。说到这里，女主人忍不住流泪了，我们在旁边也是唏嘘感慨。真是一失足成千古恨。北京大学王岳川教授曾经在一个讲座中说到，赌场的老板都有一个原则，那就是通过监视器看到第一次进赌场的陌生面孔，总是会告诉场子里的操盘手，一定要先让这些人赢几回。接下去，他就不会再想走了。古人所说君子慎初，大约也是刻骨铭心的体会吧。

再比如，婚外情，毒品等，一个正人君子就压根不能有尝试一下的想法，压根不能在这方面有所开始，假如有了这个“初”，悲剧也就离我们不远了。遑论健康长寿，活过一百岁。

所以，我们在当初最开始的时候，就必须给自己定下原则，并且抵御一切诱惑，始终坚守原则。我们常说，三十而立，四十不惑，其实我们要立的也无非就是自己的心，不惑的无非也就是人生成功的法则——坚守正道，持之以恒。如果能做到，天地就会开阔辽远很多很多。

最后一点是君子慎激。很多人在平常的时候，是一个地地道道的翩翩君子，彬彬有礼，礼貌待人，人见人爱。但到了一些重要或者特殊关头就马上现出原形了。真正的君子不仅仅是平常时候对于社会对于他人的包容与宽恕，最最关键的是，在激情冲动的情境下依然能保留这样一份良性的心态与胸怀。比如，你在饭店里一个人原本想安静地吃饭，但周围的人们总是大声喧哗，而且声调越来越高；比如，你已经在颠簸的公交车上站了很久很久，这时候好不容易有一个人下了车，空出了一个座位，你坐上了。但到了下一站，又上来一位步履蹒跚的老者，这个时候，你能否毅然决然地站起来让座；再比如，当你通过合情合理的渠道，告诉楼上的住户不要在深夜里在家里制造非常大的声响，但她似乎不理不睬；还比如自己的孩子因为飙车对别人造成了严重的伤害，作为家长，你会采取怎样的措施，对待自己的孩子，以及对于那个受害的生命和他的家庭等等。这样的话题还可以举出很多，如果我们都能以一个比较平和的心态，以近乎悲天悯人的情怀来面对和解决，当然就是真正的翩翩君子。如此一来，我们的心也就容

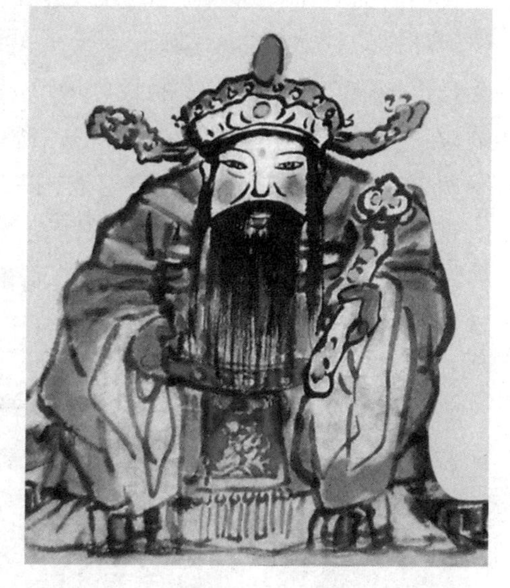

易时时处于安稳之中。健康长寿大约就能与我们常相伴随。

非常可惜的是，这个世界上有很多人都没有具备在激动状态下的自我约束。比如前段时间的西安音乐学院大学生药家鑫撞人杀人事件。原本，撞人之后就应该尽己所能予以施救，但平日里乖巧懂事的药家鑫在这样一个紧张的时刻，看到伤者正躺在地上记忆他的车牌号，于是，他用美工刀将伤者残忍地杀害了。最终只能走向刑场。健康长寿对于他只能是另一个世界里的希望了。还有电影学院的大学生与保安发生争执，最终将保安打死；两个豪车的车主在路上互相抢道追逐，最终走下车来PK，然后，一方将另一方殴打致死。这样的例子在媒体上可谓屡见不鲜，一次又一次生命的代价依然无法驯服很多人内心深处隐藏的暴虐和暴戾。显而易见，在这样的心态主宰之下，人怎么可能获得长久的健康与幸福。

心平气和地说，我们赶上一个非常好的时代。这个时代社会安定，物质丰富，科技昌明，文化繁荣，人人都能享受到改革开放带来的美好成果。但社会的快速发展和财富的迅速增长，也必然会打破原有的一种平衡，让不少人的心激动起来，让我们时时处于一种“什么时候我也能到他那样的境地”，或者“什么时候我也能像他那样轻松惬意”的焦躁状态。人们的生活目标变成了“睡觉睡到自然醒，数钱数到手抽筋”。对于金钱的欲望和渴求，让很多人整日心绪不宁，长吁短叹。甚至，在这个快节奏的年代，很多人喊出了“35岁退休，然后周游世界”的充满功利的所谓人生口号。殊不知，很多时候，我们看别人往往看到的都是光鲜亮丽的一面，但对于别人取得成功背后所付出的心血心酸以及泪水和汗水从来就没有或者说根本不愿意去关注探究。用一句流行的话说就是“选择性失明”。如此一来，我们就会变得越发的焦躁不安。也因此，我们离健康长寿，离活过一百岁又远了一步。

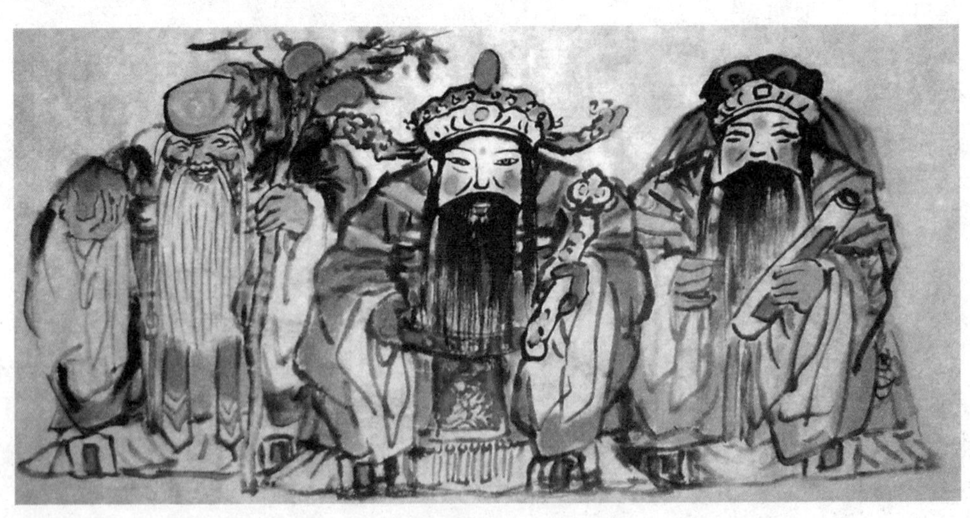

相反，在这样的幸福时代里，如果我们能有一份“这年头，其实谁都不容易”的真诚感悟，有日渐平和的良好心态，有包容天下苍生的博大情怀，那么我们离活过一百岁就会越来越近，以至我们最后超越，健健康康，开心快乐地活到了一百一十岁，一百二十岁，甚至更长更长。

我相信，物质的方法和精神的方法紧密配合，天行健，君子以自强而不息，地势坤，君子以厚德而载物，始终奋发有为，始终坚守正道，始终保有悲天悯人，济世达人的胸怀，活过一百岁是完全可以做到的。

要是不信，你就认真试一试。

（本文插画由陈星平画家提供）

【附】插画作者简介

陈星平，著名中国画家、书法家，1949 年出生。2009 年于上海师范大学退休。在国内外多次举办画展、发表大量作品、出版多册画集，在全国大赛中获金奖，2011 年作品在联合国大厦美术馆参展并获金奖。媒体称其画为“中华民族的瑰宝，超越时代的艺术”。作品被人民大会堂、上海世博会（上海世博土地控股有限公司）等收藏，被上海世博局赠送国际展览局，作品放大制成花岗石镶嵌的铜版画廊安置在上海三林世博家园。2007 年 11 月在文化部主办的第八届中国艺术节举办个人画展，作品作为国家礼品赠送贵宾。多年在《新民晚报》开辟专栏，发表大量文化新闻速写，1999～2012 年持续为上海旅游节作景观速写在《文汇报》整版登载，作品多年来被上海旅游节、上海 F1 国际汽车赛、上海 ATP 国际网球大师赛组委会制成礼品。

从社会中来到社会中去

退而不休　健康快乐

“退而不休，健康快乐”这 8 个字，是上海市黄浦区小东门街道金坛居委第二退休职工党支部 2011 年支部工作总结的标题。

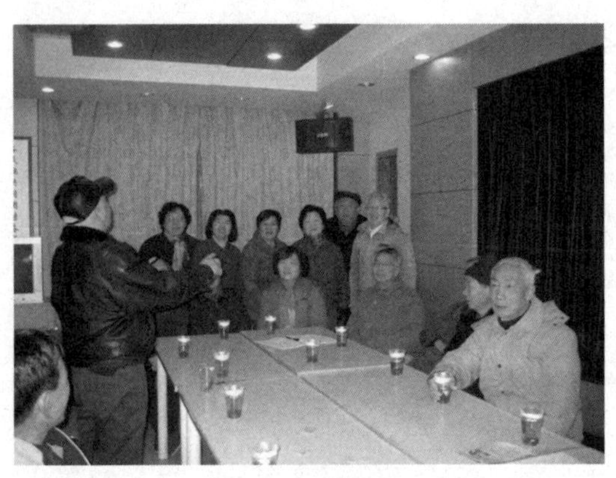

引吭高歌就来神

退休以后，大家有一个共识：老年人抓好自身健康，就是为国家减轻负担，也是为社会作出贡献。

为此，早在 2004 年 10 月 11 日，党支部就邀请专利人邓建煦教授来讲授“一种疏通血管提高免疫力的果蔬汁的配方及制取方法”——“蔬菜水果，养生祛病”。

此后，杨丽华及其全家 3 人，坚持每天饮食 1 杯果蔬汁至今。不仅解便秘、降血脂，皮裤带收紧 2～3 扣；而且有美容效果，面色白里透红、有光泽。

此外，端木翰卿汇编自己和身边人饮食果蔬汁的感受，配上 120 幅健康漫画，出版《活过一百岁》，送党支部成员每人一本。

前任支部书记周慧玲，义务为大家复印“自制果蔬汁”讲义 50 份，促成开展“果蔬生涯”活动。

现任支部书记马玲媛、支委林荣轩及陈秀珍倡导“退而不休，健康快乐”的支部活动理念，使老年支部充满青春活力。

林荣轩根据自己的感受，印发并讲述“筋络对人体健康的意义”。最近又印发“合理饮食有助健康”及“食物的优化组合”等讲义，反响良好。

陈秀珍，每月过组织生活时，为大家烧水泡茶。会场呈现品茗发言，气氛活跃的良好状态。

义务为居民推拿的好党员王菊明，喝果蔬汁以后“感觉人满有力气”。年近 80

岁的他，不但要服侍瘫痪的岳母及患有腰椎间盘突出、糖尿病的妻子，而且为居民服务，坚持到现在，广获好评。

具有群众工作经验的周秉礼，自费为大家印发并讲解"关于亚健康和养生观念"及"关于筋络养生"，使大家受益匪浅。也是他首先发现端木翰卿白发变黑，促成其申报3项专利。

喜欢打太极拳的唐阿红，为大家讲述"得气"的感受，大家都羡慕她"气色好"。

退而不休，健康快乐的实践，使大家确立起这样的信念：作为一名中共党员，不论在职与退休，精神上都应该有所追求。不同之处在于：在职时，有追求，有压力；退休后，有追求，无压力。在职时的追求是做好本职工作；退休后的追求是健康快乐。并且，通过公益活动，向别人传递健康快乐——这就是退而不休。

我们高兴地看到，即将出版的《活过一百岁》修订版中，新增了不少内容，更加具有可读性和实用性。

愿老年读者与我们一起，退而不休，健康快乐。

上海市黄浦区小东门街道金坛居委第二党支部

有爱就会年轻

各位读者朋友：

大家好。

“退而不休，健康快乐”，是我们上海市黄浦区小东门街道金坛居委第二党支部采纳党员的提议而开展的活动。提议者，是端木翰卿同志。

端木翰卿，1941年生于上海市黄浦区南花园弄30号。1995年动迁到浦东。鉴于他在此地生活了54年，有深厚的感情，所以退休后他的组织关系一直留在此。

他今年虽然已经72岁，但他每天精神矍铄、健康快乐地奔走于大街小巷，调查研究普通百姓尤其是中老年群体的饮食习惯和身体健康之间的关系。

通过深入广泛的走访调查，他发现，现在由于赶上了大好时代，老百姓的生活水平不断提高，人们的饮食结构较之过去发生了很大的变化，随之而来的是一些所谓的“富贵病”比如高血压、高脂血症、糖尿病等也开始高发起来，一些中老年群体饱受这些疾病的折磨而无可奈何，有的甚至只能终日蜷卧于病榻之上，生活质量严重下降。

端木同志根据自己的亲身经历，并且结合他的好友——深圳大学退休教授邓建煦的亲身实践，发现邓教授所发明的“果蔬汁”疗法对于绝大多数的富贵病都有比较确切的治疗和预防作用。于是，在一种强烈使命感的驱使下，他克服种种艰难，和邓教授合作编写了《活过一百岁》这本书。

出版上市后，因为其中“果蔬汁”疗法的简便廉验，受到了很多中老年人的认可与欢迎。其中，不少人在获得了满意的疗效之后，对这本书赞赏有加。

我们支部也尝到了“果蔬汁”的味道。端木同志还向支部的全体党员赠书，使我们在确认良好效果之后，再把此书转送给自己的亲戚朋友。这样一来，就可以造福更多的人。

我们觉得，这样的活动是非常有意义的。也是人生价值的一种体现。

我们金坛第二党支部作为党总支下属的四个离退休支部之一，因为有较多像端木同志这样正直、热心的党员积极参与，努力发掘各方面的资源，组织各种有益身心健康的讲座、活动。这些年来，组织生活搞得红红火火，一直受到全体党员的认可。

我们努力践行退而不休，健康快乐，大家的精气神都很不错，充分享受到时代与生活给予我们的关爱与眷顾。同时，我们也以自己的积极进取的生活心态来鼓动、影响身边更多的人——关心他人，回报社会，形成良性循环，为构建和谐社会做出我们自己的一份微薄的贡献。尽管贡献微不足道，但是我们的内心确实很快乐。

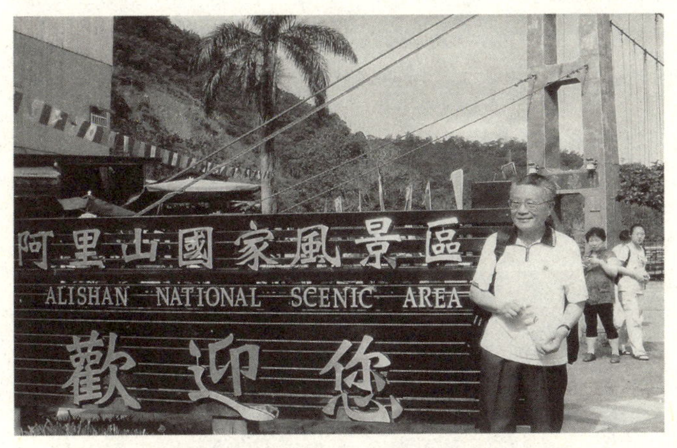

（摄影：范韵）

在这里，我们还要提一提端木同志退休后之所以能全身心地投入公益活动，与他同为党员的妻子王赛珊同志的支持是分不开的。在这里，我们不但向他们夫妇二人表示感谢，而且愿以华人义工许哲的感人事迹与他们夫妇共勉。

我们就此借助端木同志主编的这本《活过一百岁》（修订版）的平台，和老年的、年轻的，或许还有少数年幼的读者朋友分享我们看到的这个美丽动人的故事。

故事的主人公名叫许哲，她是当今世界上名副其实的最年长的华人义工，深受全世界义工群体和各国政要的尊敬与喜爱。

第二次世界大战爆发后，香港沦陷，她带着母亲逃避战火，辗转到了重庆，亲眼看到士兵、平民在无情的战火下受伤丧命，心生要当医护工作者的想法。于是，她成为英国伦敦护士学院学生。毕业后到巴拉圭当收容所护士。那年，她55岁。

后来，为了照顾高龄的母亲，她移居马来西亚。在自身颠沛流离的同时，她更多地看到有人比自己更困苦。抱着一颗简单直接的心，她开始着手展开扶贫工作。不久之后，她买下新加坡的一块地，成立了当地第一所"养老病院"，身兼创办人、院长、赞助人，义务收容了250位贫病老人。那年，她67岁。接下来，她开始学习中文。因为她希望通过自学，来慰藉久离故土的思念。那年，她100岁。

2010年新加坡国庆，她获得新加坡总统颁发的国庆奖章，获得公共服务星章（BBM）。那年，她112岁。

她就是目前全球最年长的华人义工许哲，被新加坡人称为"国宝"。抱着永不言休的精神，她在许多人视为"衰老期"的"知天命"之年开始自己的义工事业。她用历经艰辛的人生演绎了最为简单的哲理：有爱就年轻。

上海市黄浦区小东门街道金坛居委第二党支部
2012年3月13日

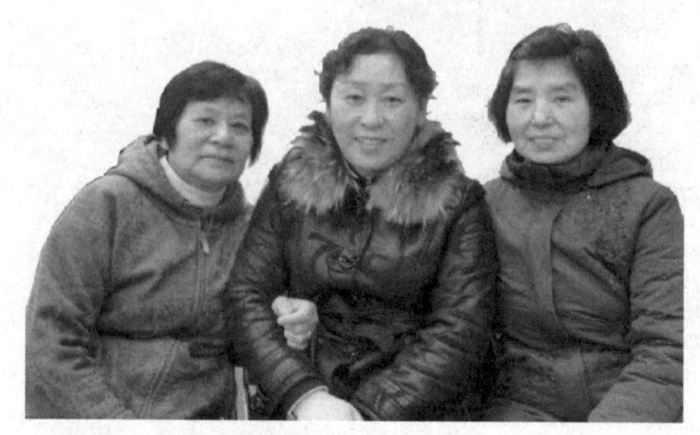

金坛居委第二党支部委员合影（从左至右：陈秀珍、马玲媛、林荣轩）

附注：本文是上海市黄浦区小东门街道金坛居委第二党支部与支部全体党员的共勉，目的是号召全体老同志以华人义工许哲为榜样，把爱奉献社会，用爱服务百姓，以爱滋养自己，保持健康身体和年轻心态。即，从社会中接过爱来，到社会中去传递爱。为此，党支部支持端木翰卿为沪上第一家新设图书馆的菜市场——福赐副食品市场与社区居民一起开展“吃出健康美丽来”的活动。

良好的睡眠是长寿之宝

■倪　翰

众所周知，每天有 24 个小时，而一般情况下，我们正常成年人要在睡梦中度过七八个小时，而婴幼儿的睡眠时间则更长。这也就意味着，人的一生中，大约有三分之一的时间是在睡眠中度过的。可想而知，如果睡眠质量不好，将给我们带来很大的危害，可是具体到长期失眠危害有哪些，可能很少有人能说清楚。那么，长期失眠危害有哪些呢？

因为失眠可降低人体的免疫力，从而使人体低抗力下降，易感冒或产生其他疾病。失眠使人的记忆力、注意力和思维判断力都受到很大的干扰，脑功能减退导致性腺功能降低，引起机体过早衰老。如果是青少年，长时间失眠，则会影响青少年身高发育。脑垂体分泌生长激素多是睡眠状态中进行，失眠或睡眠不良，都会影响生长素的分泌，而对生长发育造成影响。失眠引起女性神经系统紊乱，内分泌失调，肌肤血液循环不畅，皮肤水分减少，变得干燥起皱，并且使色素增多，造成面容灰暗。失眠会增加心脏和血管负荷，诱发心脑血管疾病。

此外，长期失眠可能产生癌变。失眠时机体细胞很可能在外部环境因素的作用下发生癌性突变，产生癌变。失眠易发生意外事故。失眠使人的体力、脑力均得不到恢复，疲倦困乏，极易引起意外事故，危害生命安全。失眠可导致植物神经紊乱，经常失眠可引起老年痴呆症，使人过早衰老，缩短寿命。儿童睡眠不足会影响身体的生长发育。

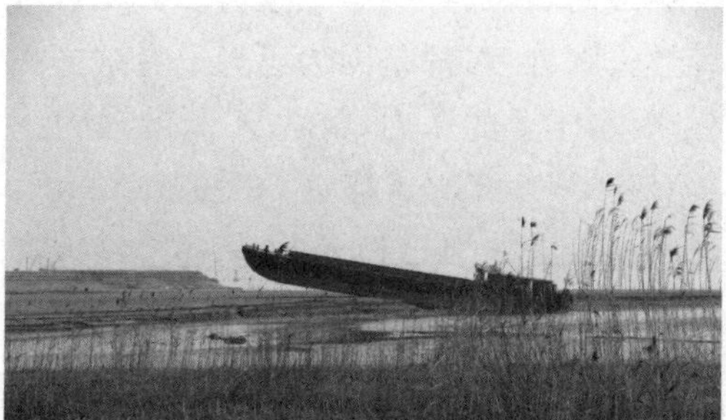

医学专家提醒：临床患轻度失眠后，应及时的进行自我调节，如是长期失眠，应及时去医院治疗。当然，有很多时候，我们也会很无可奈何地看到，在排除了可能的器质性疾病之后，依然还有不少顽固性的单纯性失眠让医生感到非常棘手。

毋庸置疑，在我们漫长的人生历程中，几乎每一个人都会有过失眠的经历，这就好比夫妻之间的性生活一样，不可能每一次都能酣畅淋漓，让人心满意足，换句话说，偶尔一两次的失眠也是再正常不过的事情，压根没有必要放在心上。但如果是长期的睡眠质量不高，或者干脆无法入睡，就要认真对待了，因为，如上所述，长期的睡眠不好，确实很能影响人的身体健康，也使得我们的生活质量下降。

在这里，我们不打算去讨论一些有器质性疾病为基础的失眠，因为那样的失眠，一般解决了基础疾病之后，绝大多数人都能安然入睡，我们想讨论的是，日常生活中更为常见的单纯性失眠，就是身体没有其他任何毛病，但就是睡不着，睡不好。

仔细地去体味一下生活实际，我们就会发现，瘦弱之人，很容易失眠，而那些胖子，绝大多数都是沾着枕头就会鼾声如雷，所以，我们要想有一个相对好的睡眠质量，首先不妨在食欲和胃口上多加注意，尽一切所能，做一些自己比较喜欢吃的饭菜，增强营养，增强胃肠道的感受力，这样一来，体重有所增加，失眠的状况也一定随之改善。

第二条，就是增加运动量。人体都有一个正常的保护机制，当它遭遇到体力劳动带来的疲惫之后，就会通过快速地进入深睡眠，从而获得疲劳的有效缓解，这也可以解释当年的那些知青，尽管面临着思想上的巨大压力，但因为白天极其繁重的体力劳动，因而他们群体里绝少有严重失眠的人。

第三条就是和谐的夫妻性生活。在日常生活中，我们可以发现这样客观存在的现象：有着良好性生活的两口子，一般多精神平和，面色红润。性生活不和谐的两口子，一方或者双方很容易出现精神萎靡不振或者性情暴躁，面色萎黄或者黧黑。一般说来，良好的夫妻生活，可以极好地释放精神压力。性生活中由于不知不觉中加深了呼吸，从而增加了细胞内获得的氧含量，促进了体内各脏器和组织的功能。性生活可以让骨盆、四肢、关节、肌肉、脊柱更多地活动，促进血液循环，增强心脏功能和肺活量。也因此，有专家说，活跃的性生活就是一场全面的健身运动。

最后，就是舒缓思想压力。其实，可以非常肯定地说，这个世界上绝大多数单纯性失眠患者，都是因为思想上有这样或者那样的压力而失眠的。对于一个大学生来说，学业的压力，评先评优带来的压力，还有懵懂时代感情挫折导致的压力等；对于一个年轻人来说，职场竞争的压力，经济支出上的压力；对于老年人，子女成长所带来的担心和忧虑等，还有亲人离去或者身体不好遭受折磨的压力。压力的舒缓和消除，绝对是一门难以一时半会就学会的本领，它确实需要一定时间的体悟，甚至需要周围一些高人的点拨和引领。有时候，一个小小的坎，但对于深陷其中的人，就是迈不过去，焦头烂额，痛苦不堪。从我自身的经历看，因为经济上的极大压力，也曾经有过一段时间的痛苦失眠，看似平淡的"痛苦"，其实包含了多少无法和外人言说的东西，用一句歌词似乎可以很好地概括：白天不懂夜的黑。

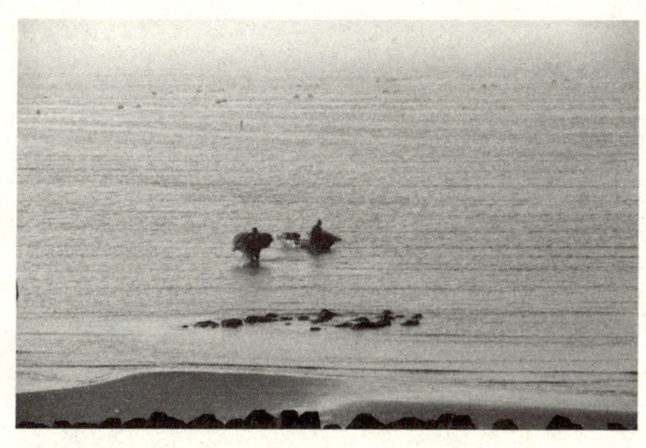

但从整个世界运行的基本规律出发，总是天道酬勤，一份付出一份回报，一分汗水一分收获。面对窘迫的生存境况，我没有沉沦，更没有怨天尤人，而是奋力拼搏，发愤图强，慢慢地，就收获了成功的喜悦和充实，同时，经济条件也在逐步改善。最终，通过自身的努力，摆脱了失眠，成了一个基本能做到倒头就睡的人，即便偶尔遭遇失眠，也能平心静气地坦然面对。

我始终认为，这个世界上没有什么东西是放不下的。即便是我们最深爱的父母和我们自己的孩子。中国的父母多半活得很累，他们把自己太多的精力和心血都用在自己的孩子身上了，总是怕他们做不好，怕他们长不大，殊不知，这样的想法和做法，恰恰耽误阻碍了孩子的成长，其实，每一个生命的来临就经过了激烈的竞争，每一个孩子都有正常成长成才的天分，不要过多干涉，更不必成天忧虑。就好比《西游记》里西天取经的故事，孙悟空本事如此之大，一个跟头就是十万八千里，但唐僧的路还是要他自己一步一步去走，孙悟空是根本无法代劳的。我们的父母如果能明白这个道理，可能就会减少很多烦劳，从而获得更多更好的睡眠。

对于年轻人而言，也包括一部分老年人，还有一个很重要的法则要始终牢记：天上没有掉下的馅饼，天下没有免费的午餐。我们任何人都不要想着投机取巧甚至偷奸耍滑。网上有一句流行语，似乎很能说明问题：出来混，欠下的总是要还的。当下的社会风气确实有一些不良的诱导作用，导致很多年轻人心浮气躁，眼里看到的都是别人的巨大成功，似乎不需要多少气力，一夜之间就能暴富，从而也总是期盼自己也能早日实现，他哪里知道别人成功背后所付出的无尽汗水。或许还有那么一丁点运气。试想，如果既没有过人的天赋，又没有认认真真、踏踏实实的付出，天天想着一夜暴富，一举成名，名扬天下，这不纯属白日做梦吗。为了自己一夜暴富的梦想，不择手段，巧取豪夺，甚至坑蒙拐骗，最后给自己带来的只会是无尽的痛苦。即便一时半会没事，自己的内心也是惴惴不安的。所谓白日不做亏心事，半夜不怕鬼敲门。相反，如果白天真的为了自己的一己之私，做了亏心事、缺德事甚至违法之事，那么失眠自然也就不请自来了。

俗语说：家家都有难念的经，人人都有烦心的事。足可见，这个世界本就是一个矛盾的世界。我们在平常的生活遇到一点矛盾是司空见惯的，应该这样想，如果没有矛盾，反倒不正常了。如此一来，我们就会拥有良好的心态。有了良好的

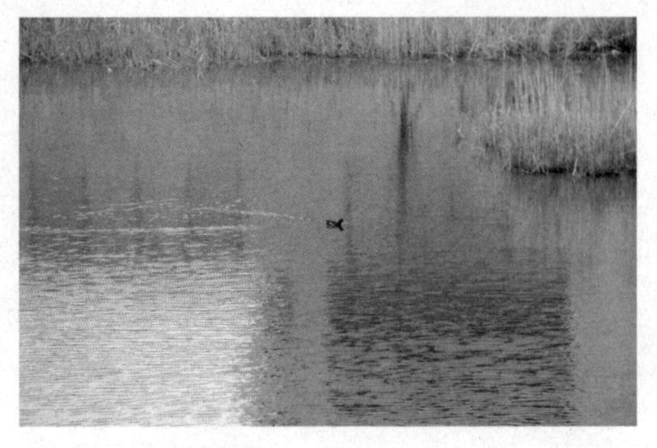

心态,很多矛盾、问题和烦恼也就会迎刃而解。

孔子曾说:君子坦荡荡,小人常戚戚。我想,所谓君子,无非就是能够站到一定的高度,看清和悟透这个世界的基本规律,然后利用这些规律指导人生发展。

我们未必能个个都成为翩翩君子,但至少,在读完以上的文字之后,我们的心态能够稍加平和一些,从而人生更加通达一些,还是完全可以做到的。所以古语说:世上本无事,庸人自扰之。即便退一万步讲,通过种种的努力,我们依然处在失眠的状态之中,那也没有什么大不了的。我认识一位今年已经 80 岁的大学退休女教授,因为当年的各种运动,让她承受了太多的压力,从 40 岁开始,就出现严重的失眠。尽管后来他们的家庭得到彻底的平反,生活恢复了往常的富足与宁静,但失眠的症状却一直未能减轻。刚开始,她也十分焦躁,遍访名医,但却毫无效果,后来,经过痛苦的思考,她自己想通了,与其这样天天在惴惴不安中迎来夜晚的降临,倒不如顺其自然,睡不着也坦然面对,借助安眠药的作用,她渐渐拥有了属于自己的生活方式,如今,整整 40 年过去了,失眠对于她而言早已经成为生活的有机组成,所以,也就没觉得有任何异常了。

祝愿普天之下的人们都能开心快乐,用感恩的心态发现生活的无尽美好。

愿天下从此没有失眠之人。

生命之树长青

夫四时阴阳者，万物之根本也，所以圣人春夏养阳，秋冬养阴，以从其根，故与万物沉浮于生长之门。逆其根，则伐其本，坏其真矣。

……

是故圣人不治已病治未病，不治已乱治未乱，此之谓也。夫病已成而后药之，乱已成而后治之，譬犹渴而穿井，斗而铸锥，不亦晚乎？

◎ 健康理念

活到一百岁
不是梦

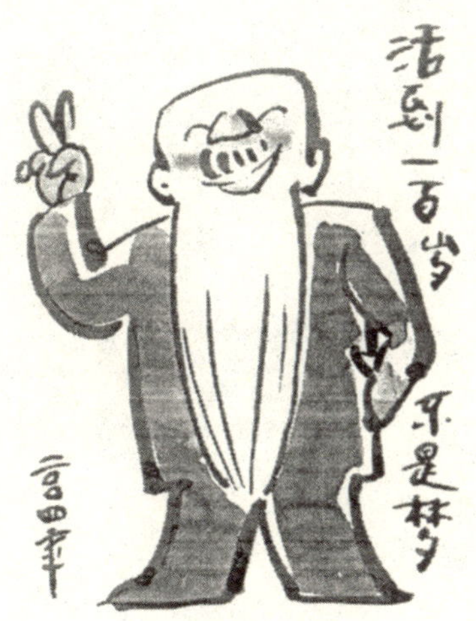

1. 百岁不是梦

根据科学推理，正常人的生命年限应该是 110～150 岁。

高龄老人
(90—120)
中年老人
(75—90)
(65—75)

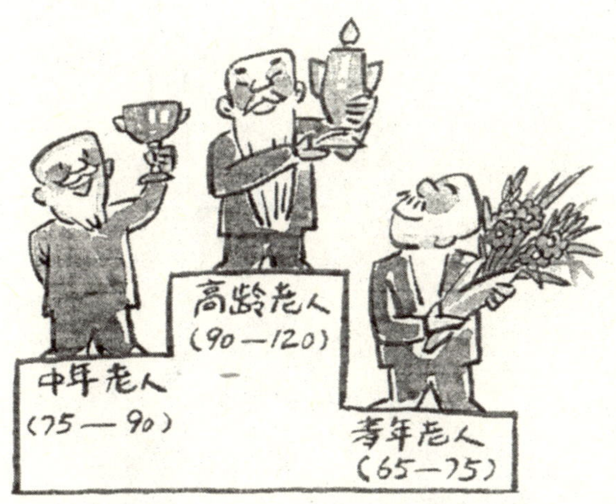

2. 何时算老年

按照世界卫生组织的定义，65 岁以前是中年人，65 岁以后才进入老年人生。

爱心
善心
真心
友情
亲情
爱情

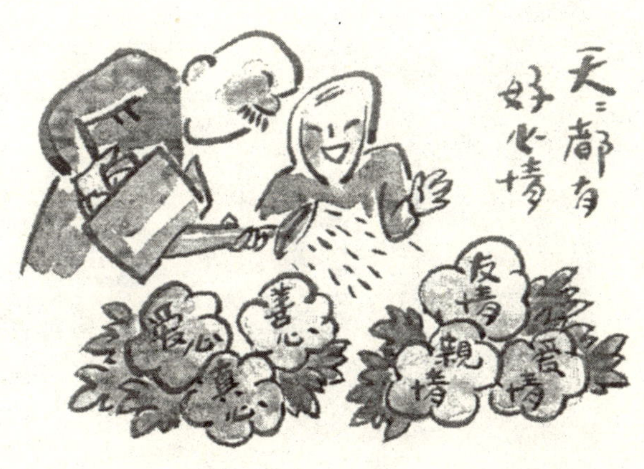

3. 健康长寿

人们除了追求长寿以外，更要注重健康，即追求生命的质量。

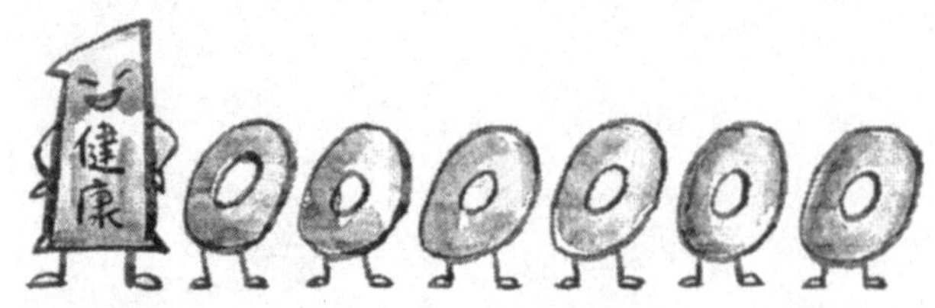

4. 健康无价

健康是“1”，金钱、事业、家庭、地位……都是“1”后的“0”。有了“1”，后面的“0”才能有价值；如果没有了“1”，后面的“0”则毫无意义。

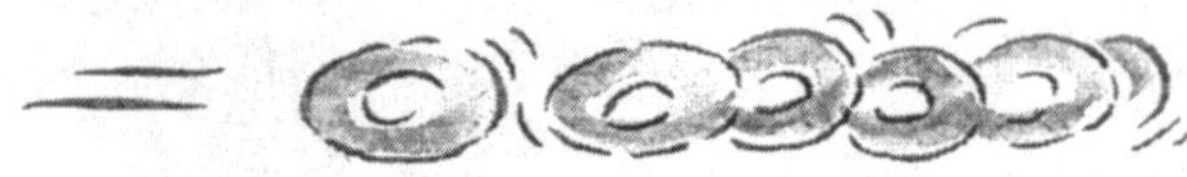

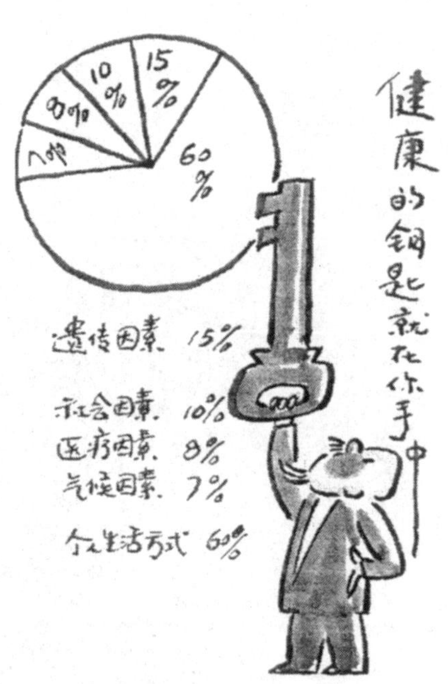

5. 健康的钥匙就在你手中

人暂时无法选择、改变遗传基因，但其他影响健康的因素都可以逐步改善。

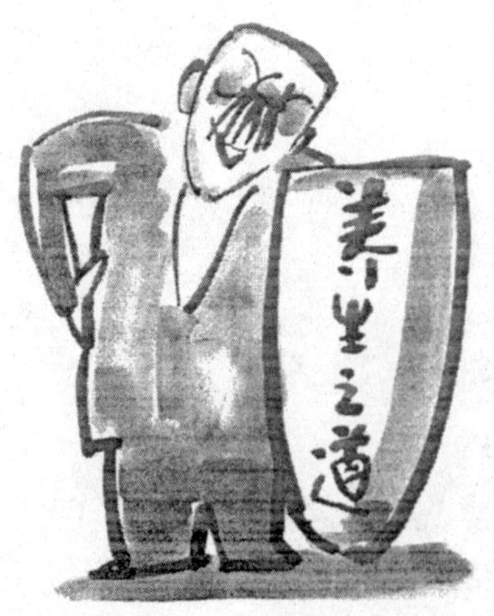

6. 知识是健康的卫士

只有掌握健康养生的科学知识，才能让你懂得什么该做，什么不该做，走出损害健康的误区。

7. 心动不如行动

健康的知识只有用实际的行动去做才能奏效。

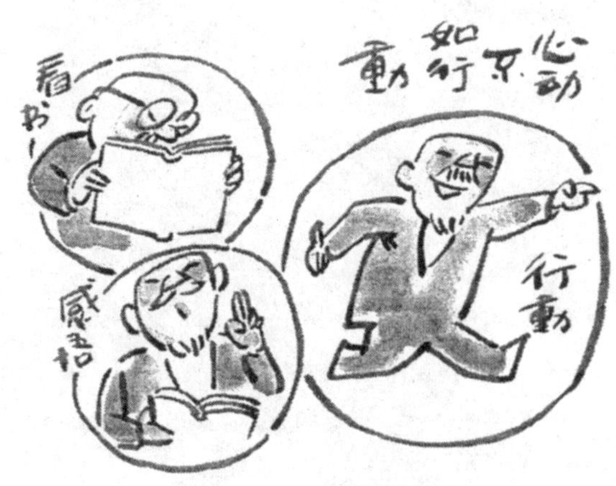

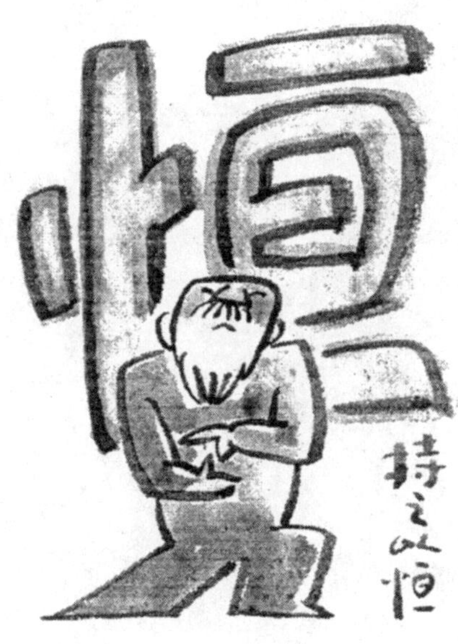

8. 健康与意志是朋友

增进健康的一切手段都要以“恒”心来保证,也就是要有坚强意志支撑。

9. 适者有寿

人要与自然和谐结合,应该记住三个“适”字:适度——凡事不过激;适当——把握好事物与环境之间的关系;适应——随着环境的变化,自身作相应的变化。

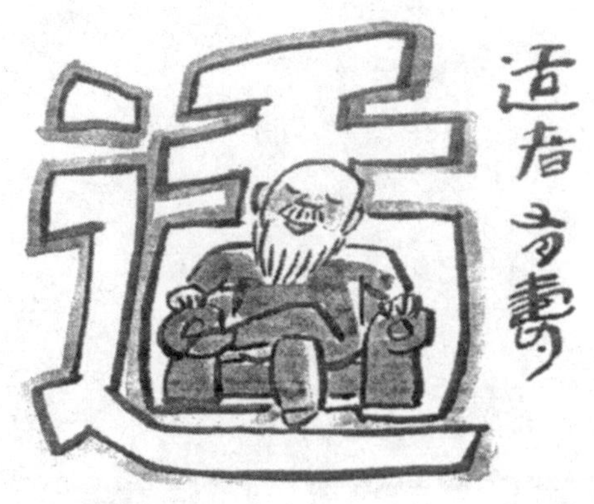

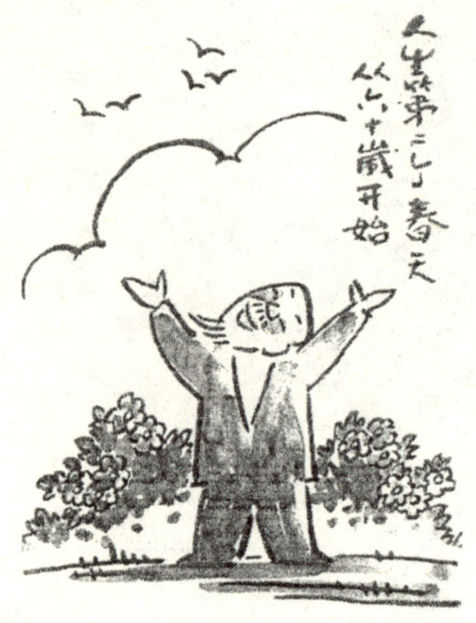

10. 六十"第二春"

六十岁,人生第二个春天。因为他们:① 有丰富的经历、知识;② 没有了名利的束缚;③ 有了更多的属于自己的时间与空间。

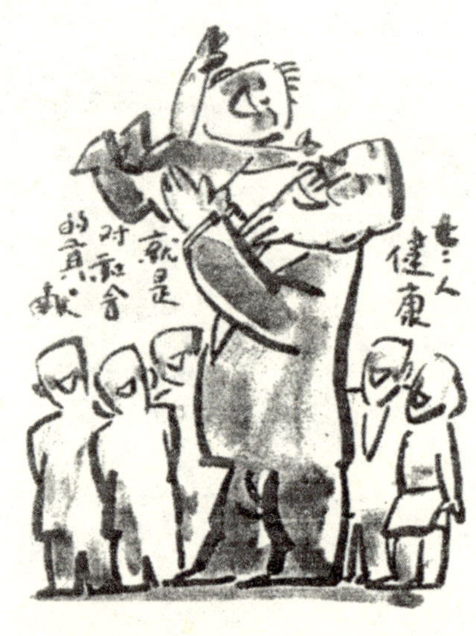

11. 老人健康就是对社会的贡献

健康的人,健康的家庭,健康的社会让世界充满欢乐和阳光。

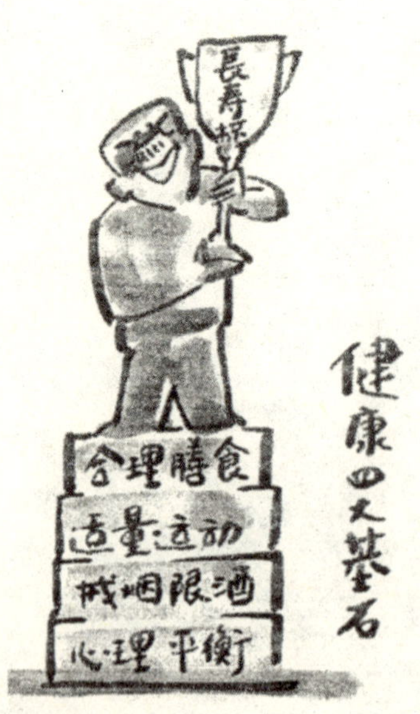

12. 健康四大基石

一九九二年世界卫生组织通过的维多利亚宣言,提出了健康四大基石:合理膳食、适量运动、戒烟限酒、心理平衡。

◎ 预防为主

预防是上游
治病是下游

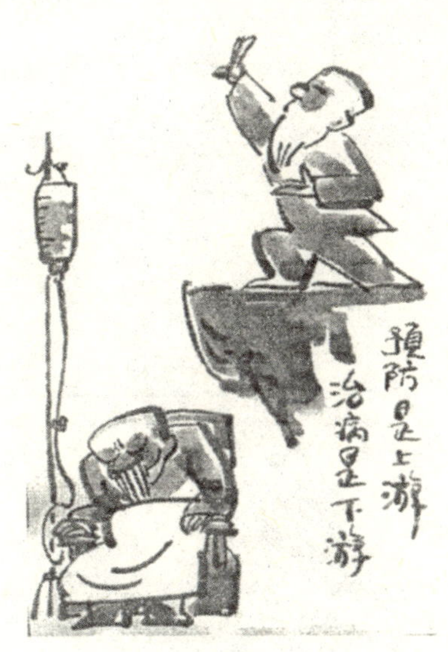

1. 力争上游

预防是上游，治病是下游。当今社会呼唤人们要想获得健康，必须“力争上游”。

预防胜过治疗

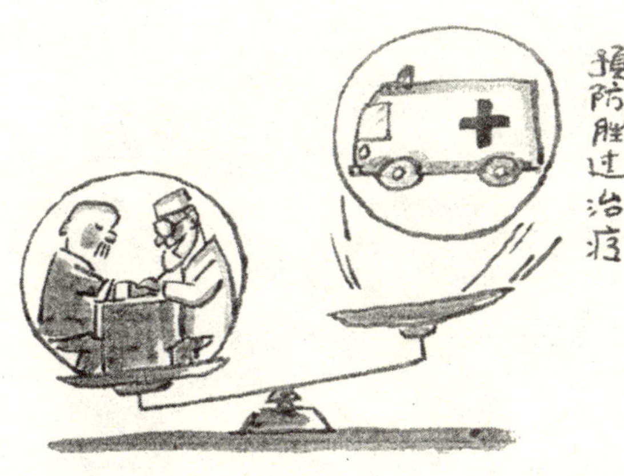

2. 预防为主

“一两”的预防，胜过“一担”的治疗。

进餐
午休
起身
散步
扰乱“生物钟”，轻
者有损健康，重
者导致疾病染身

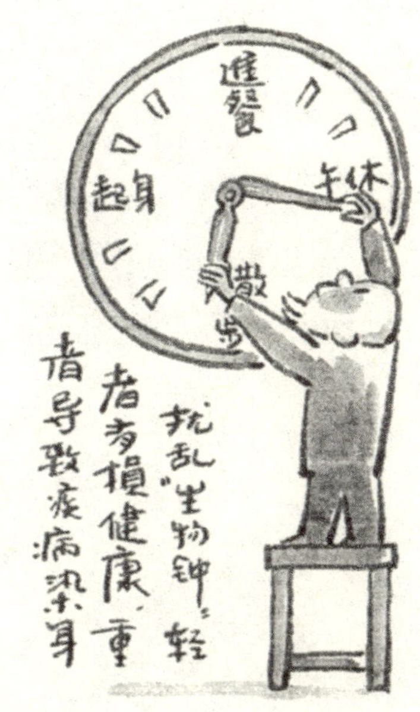

3. 顺应生物钟

有规律的生活，人体生理代谢最平稳，耗能最少，心理、生理都处于和谐状态。

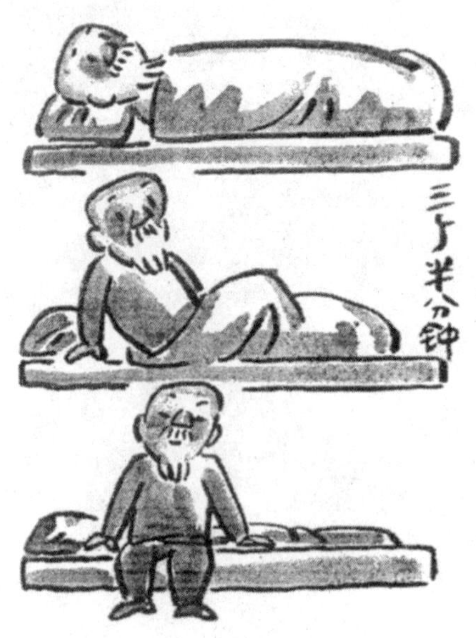

4. 起床“三个半分钟”

醒后先躺半分钟；坐起后再等半分钟；两腿下垂床沿，还要等半分钟。这是预防脑缺血的有效措施。

5. 当心“三魔鬼”

清晨、寒冷、劳累时，心脏耗氧最多、血管阻力大，是心血管疾病患者的最危险期，也是影响健康的“三魔鬼”。

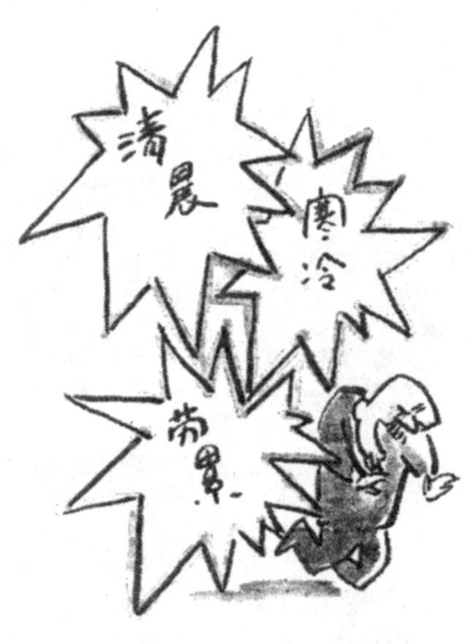

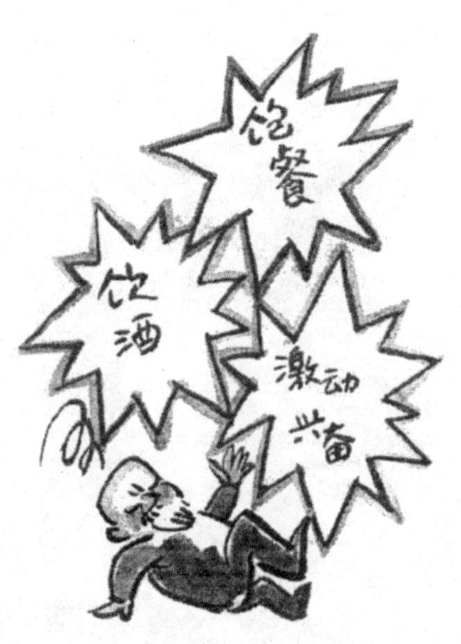

6. 警惕“三杀手”

饱餐、酗酒、过于激动，容易造成心律失常，甚至心肌梗死，是损害健康的三大“杀手”。

7. 春季要“捂”防天变

春季气候多变，别忙脱帽减衣，而应适当地“捂”，以防春寒侵袭。

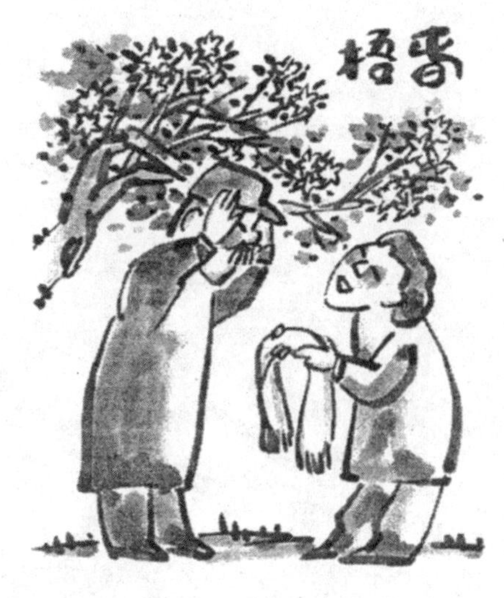

8. 夏季“四清”自然凉

盛夏酷暑蒸灼，人体气血趋向体表，所以防暑要以“四清”为宜：思想宜清静、饮食宜清淡、居室宜清凉、游乐宜清幽。

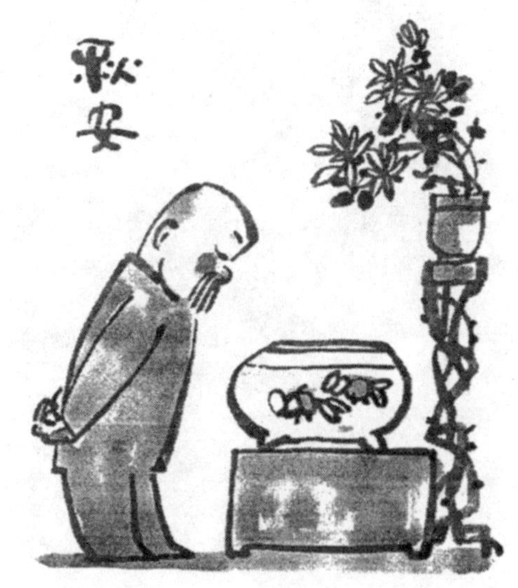

9. 秋季宜静不烦躁

秋风清肃，万物凋谢，人的心情易烦躁。此时因神气收敛，故应以安静平和的心态赏花、读书，稳定情绪。

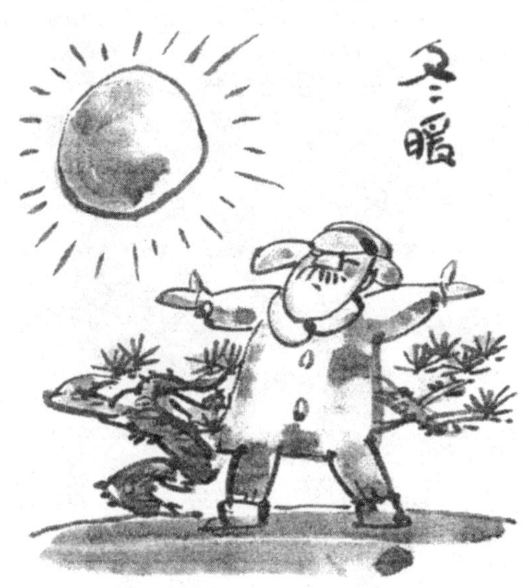

10. 冬季防寒多活动

寒冬季节要避寒就温，保持头暖、背暖、脚暖。在阳光下进行户外活动，以强健身体。

11. 开窗通风，百病灭踪

开窗可以保持室内空气新鲜、排除二氧化碳；通风可以驱除致病因子；通风可以获得户外的“空气维生素”。

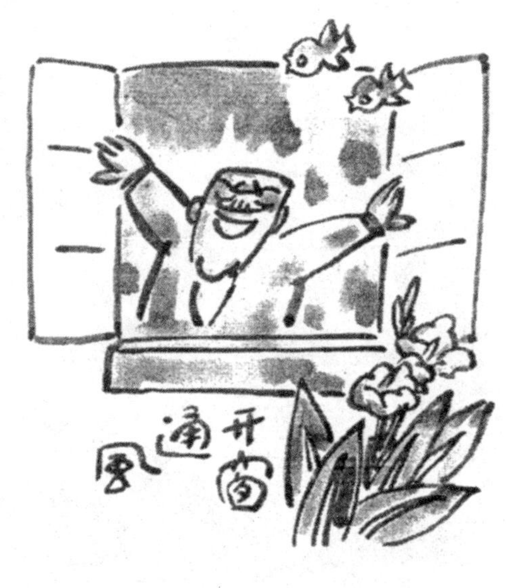

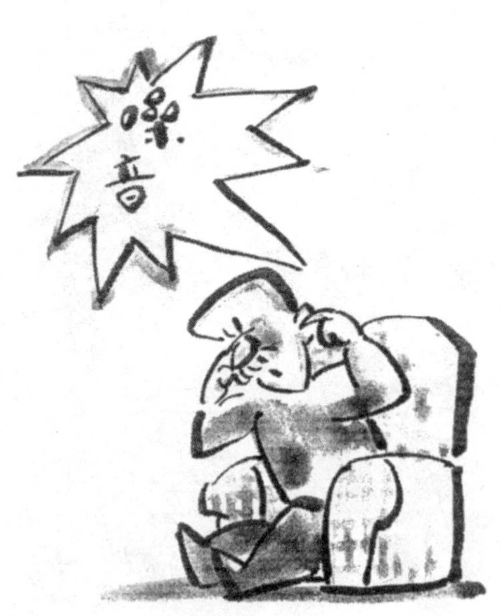

12. 远离噪音

噪音是一大公害。噪音使人心跳加快，情绪紧张不安，因此远离噪音、营造安静环境是保护健康的有益举措。

◎ 合理膳食

1. 病从口入

暴饮暴食
病从口入

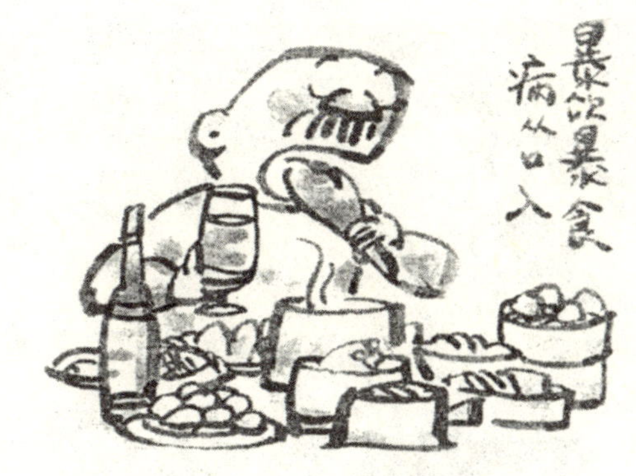

不少疾病都是由饮食不当所致的。肠胃病固然是，但心血管病、糖尿病、胆囊炎也多与饮食不当有关。科学膳食是门大学问。

调整：
饭前空腹吃水果

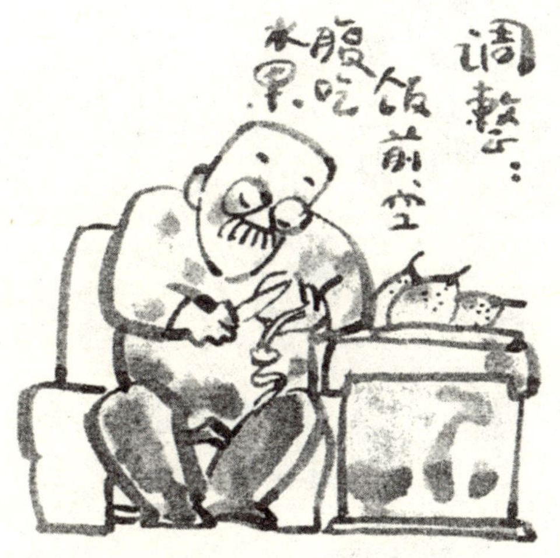

2. 调整进食顺序

饭后吃水果，应调整为饭前或两顿饭之间加食一次水果(柿子等不宜饭前吃，是例外)。水果是低热量食物，先吃水果可以把握膳食摄入量，避免了吃饱后又添食物，使热量储存增多，造成肥胖。

3. 维持高纤维素摄入，保证食物多样化

中国传统饮食就是高纤维素的摄入和食物的多样化，这是十分有利于健康的膳食习惯。所以千万不要随意改变。

天天五蔬果
维持：
食物高纤维素，多样化

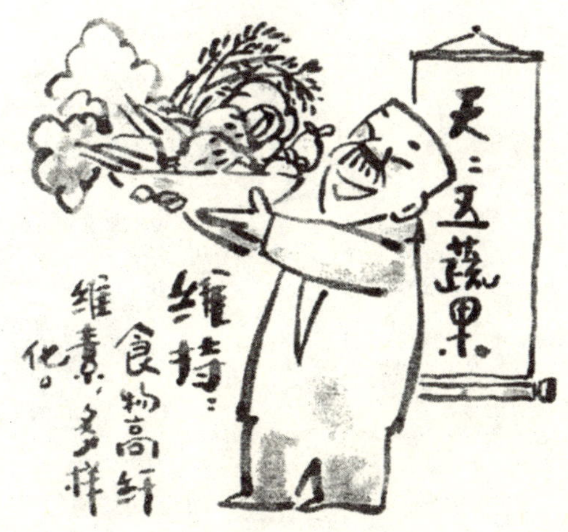

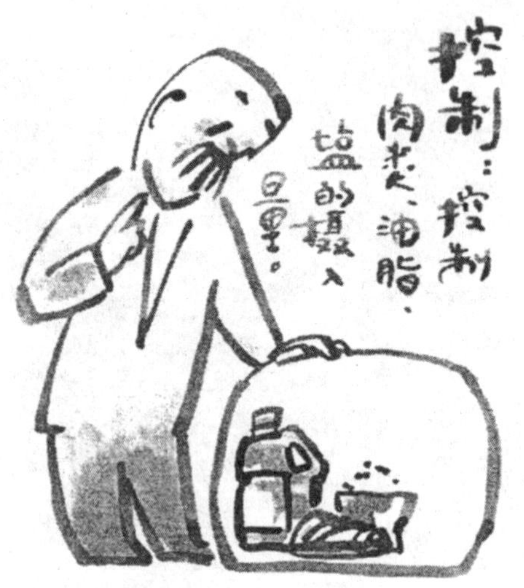

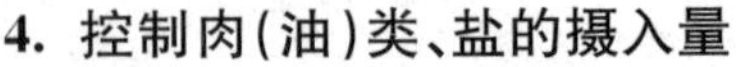

4. 控制肉(油)类、盐的摄入量

肉、油脂都是高热量食物，尤其是油脂，它比肉所提供的热量要高出一倍多，目前人均摄入量已远远超标，肥胖由此而生；盐的摄入量也已超过一倍，必须引起注意。

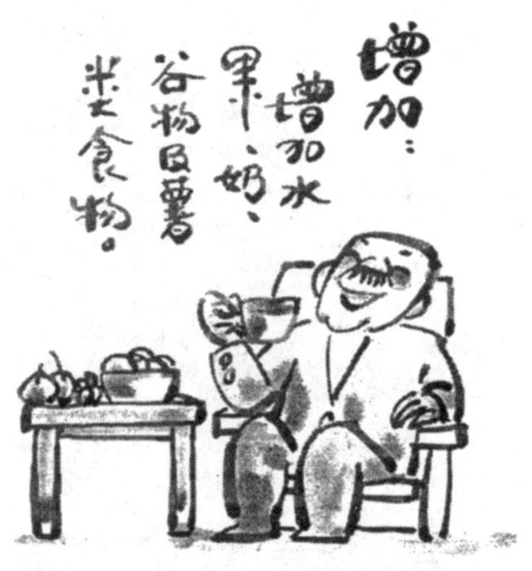

5. 增加水果、奶、谷物及薯类食物

水果、奶、谷物、薯类都是人体肌肉和神经活动不可缺少的物质，它们使营养成分互补，更好地满足身体的需要。

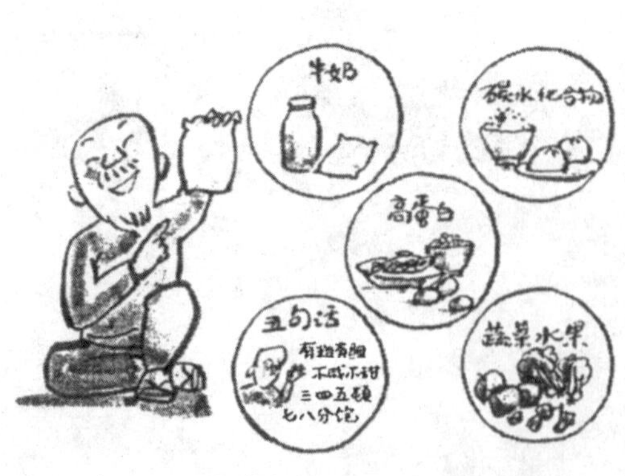

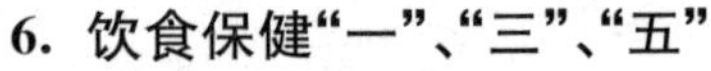

6. 饮食保健“一”、“三”、“五”

一袋牛奶一斤菜：

牛奶、水果、素菜是公认的健康食品；

三份蛋白三两饭：

精肉、水产品、豆制品都是优质蛋白，馒头、米饭是日常主食；

五句“食话”促健康：

粗细搭配，少食多餐，不烫不冷，咸淡适中，细嚼慢咽。

7. 五色食品补五脏

红补心：西红柿、红葡萄酒。黄补脾(胃)：胡萝卜、柑橘、红薯、玉米。绿(青)补肝：绿茶、蔬菜、黄瓜。白补肺：燕麦片、燕麦粉。黑补肾：黑木耳。

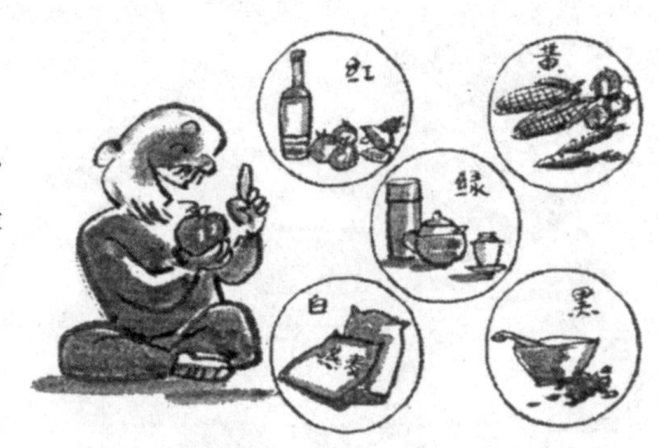

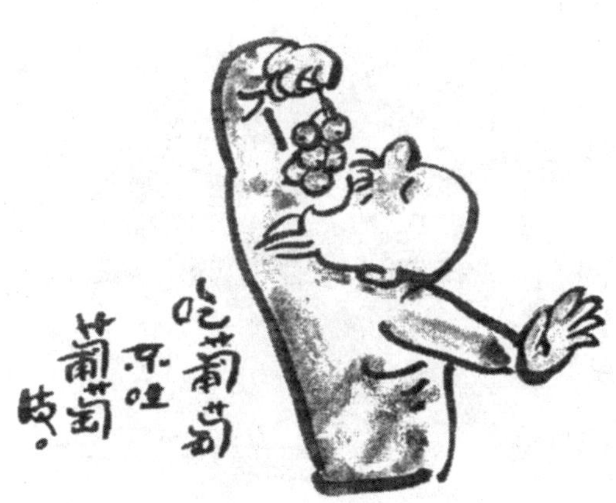

8. 吃葡萄不吐葡萄皮和籽

葡萄的皮含有一种叫“逆转醇”的物质，它具有延缓皮肤衰老的功能。葡萄籽中含有丰富的抗氧化、抗衰老的物质——OPC，它的功效比维生素 C、E 高数十倍。葡萄籽进入人体后容易被吸收，能增强人体免疫力。

9. 看电视喝绿茶

茶叶中含有多种维生素，并含有胡萝卜素及钼、钙、脂多糖、茶多酚等物质，它们都有减轻视觉疲劳和防止射线辐射的效用。

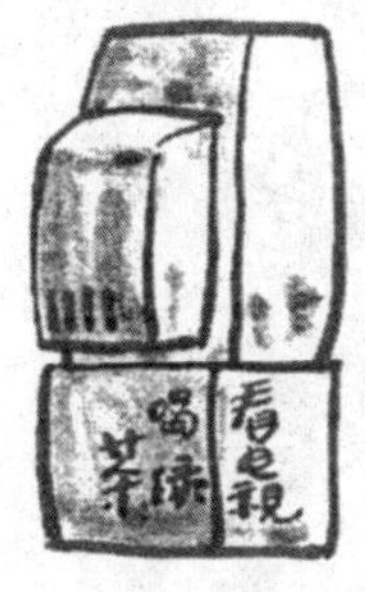

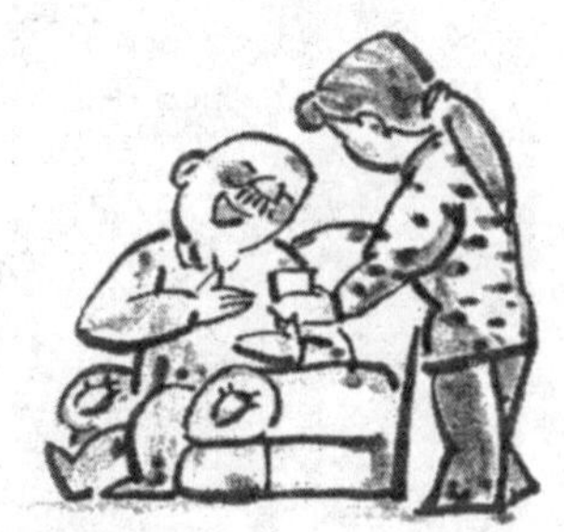

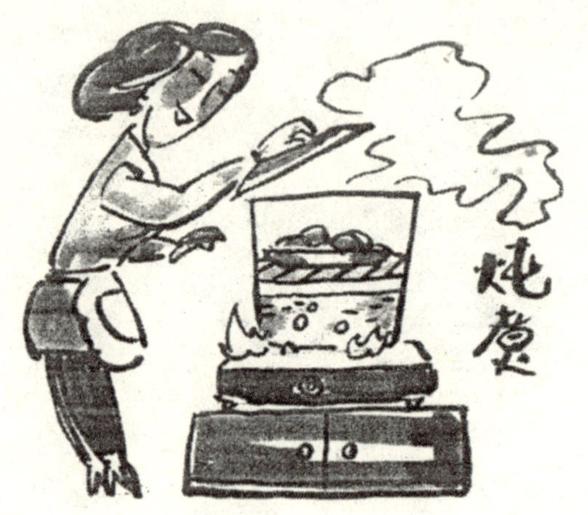

10. 老人吃肉宜炖汤

研究发现，猪肉经过长时间炖煮，饱和脂肪酸减少 30%～50%，所以老人吃肉最好炖汤，不宜热炒。

11. 食盐过量如闯红灯

中老年人每日食盐量不应超过 6 克，高血压者每日食盐以 3～5 克为宜。

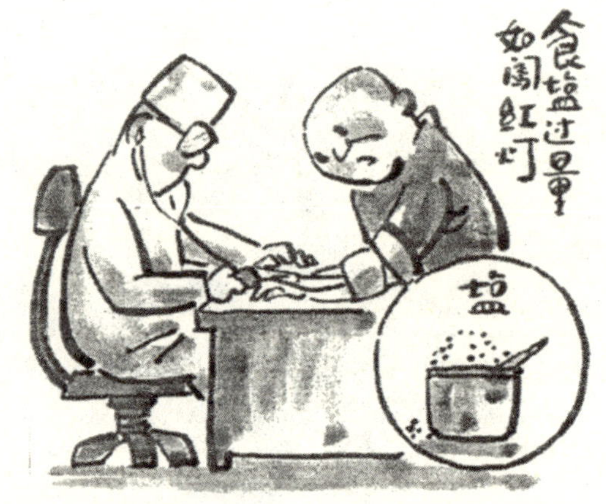

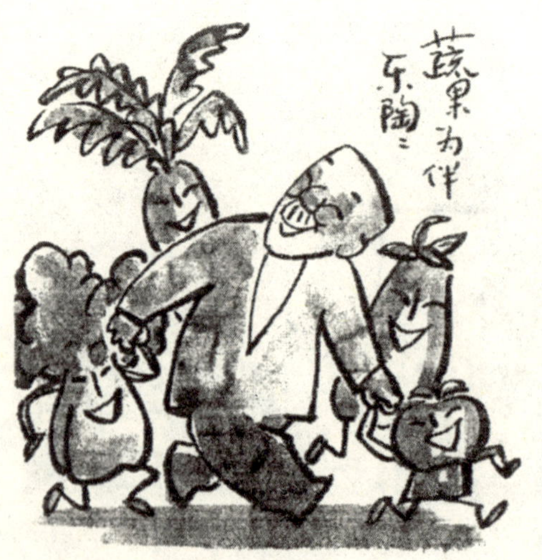

12. 蔬果为伴乐陶陶

有关资料证明，以素食为主者，癌症发病率较低。

13. 优质蛋白保你一世聪明

食用牛奶、蛋、鱼及豆制品等富含优质蛋白的食品，可以降低痴呆的发病率。

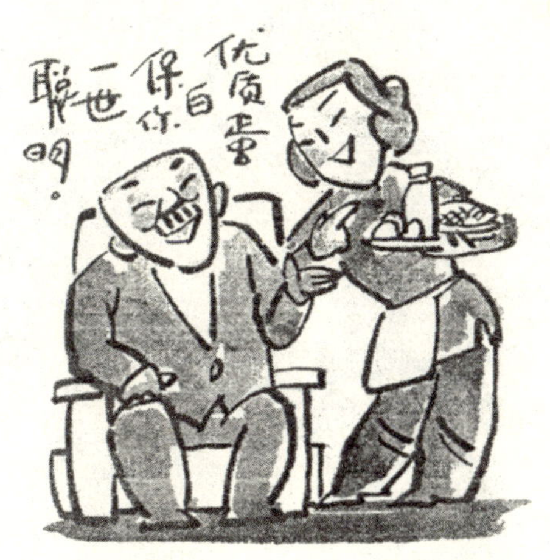

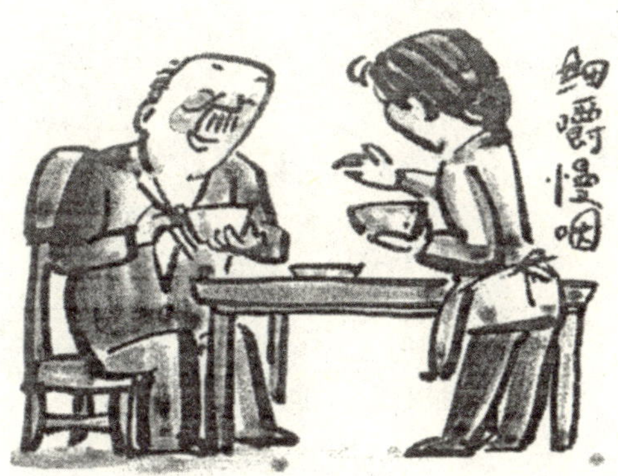

14. 科学减肥“五要”诀

一要饭前喝汤；

二要吃饭速度放慢；

三要多咀嚼；

四要早餐吃好，中餐吃饱，晚餐吃少；

五要顺时针方向按摩腹部，以利于腹部脂肪吸收。

15. “四过”食物不宜吃

过大、过硬、过粘、过热的食物，老人最忌进食，这“四过”可能存在导致心脏突然停搏的危险。

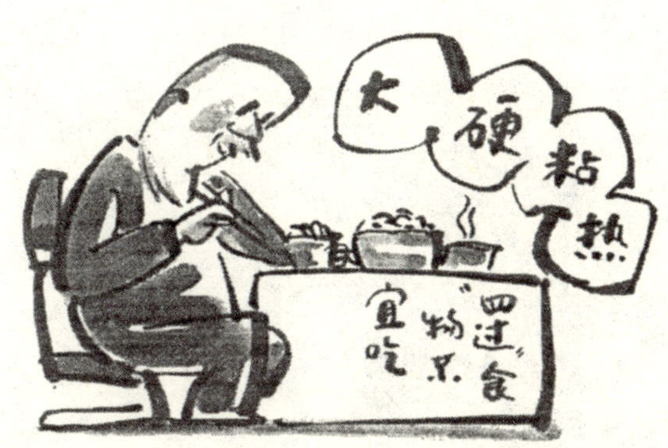

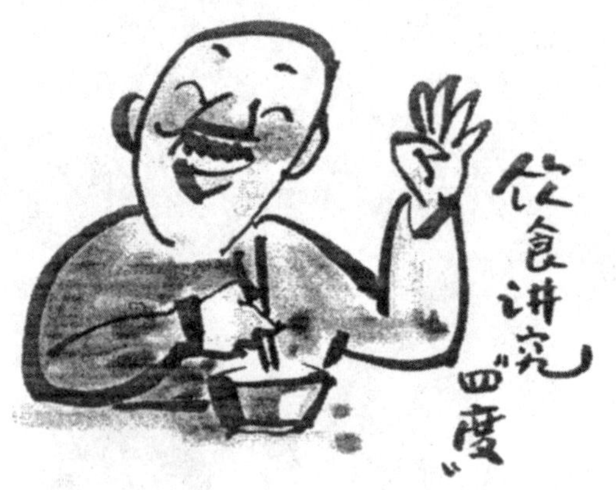

16. 饮食讲究"四度"

速度——慢。

饱度——七八分。

温度——切忌过冷、过烫食物。

硬度——不食过硬食物。

◎ 适量运动

1. 健康和运动同步

阳光、空气、水和运动是生命和健康的源泉。这是 2 500 年前古希腊名医希波克拉底的名言。

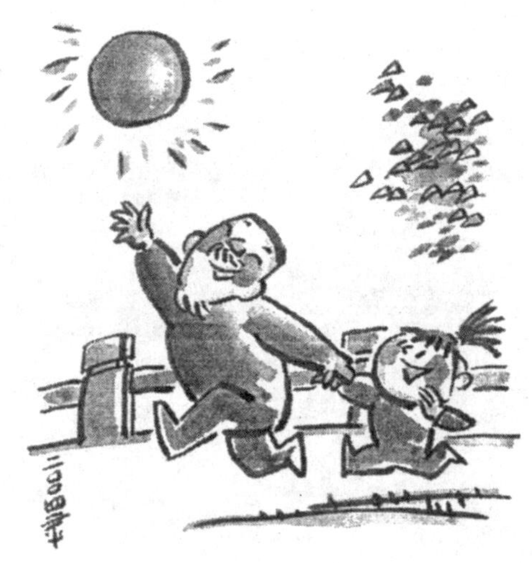

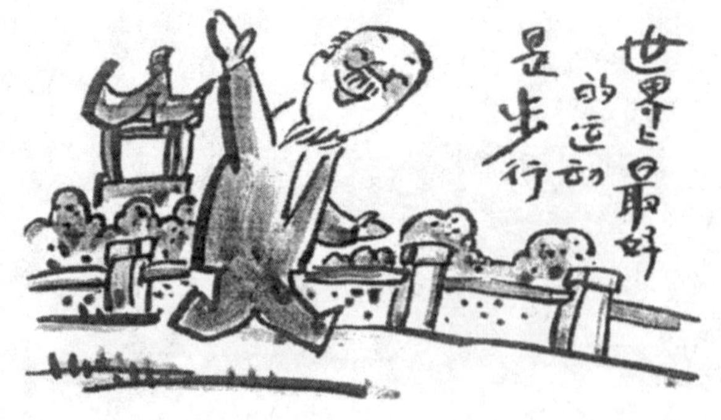

2. 步行

世界上最好的运动是步行。人体的各种解剖结构、生理功能、心肺状况、骨骼肌等最适合步行。

3. 雨中行

在霏霏细雨中，打着伞散步，充分享受大自然给予的温馨和愉悦。雨水洗涤尘埃，净化空气；雨前残阳照射及细雨初降产生的大量负离子，可以营养神经、调整血压。

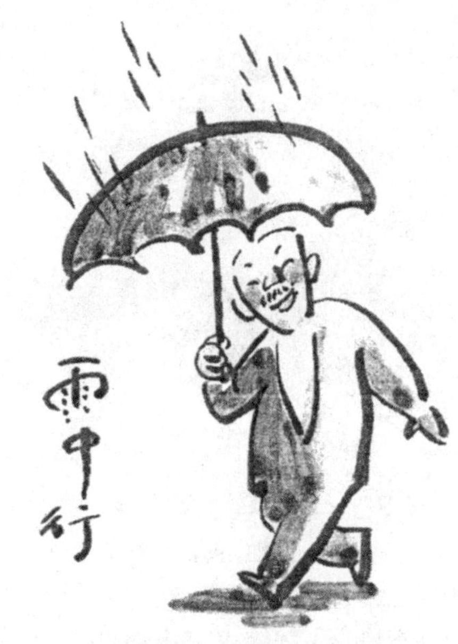

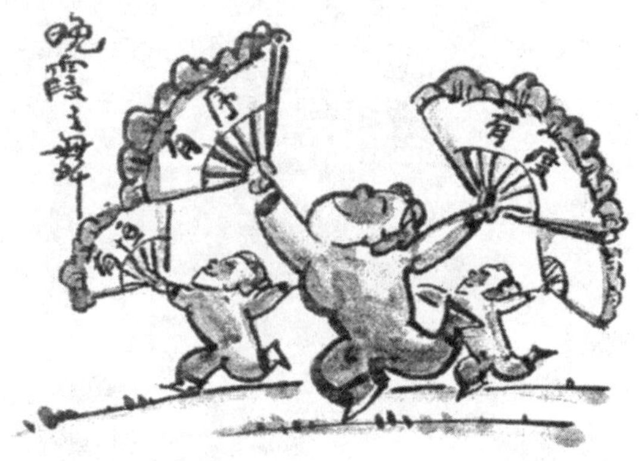

4. 运动三原则

一谓“有恒”：有恒就是经常地、有规律地进行。

二谓“有序”：有序就是循序而进。

三谓“有度”：有度就是适当，不超负荷。

5. 运动“三、五、七”

“三”：每天步行 3 公里(或 30 分钟以上)。

“五”：每星期运动 5 次(最好每天运动)。

“七”：运动量达到中等，即心跳次数加年龄等于 170。

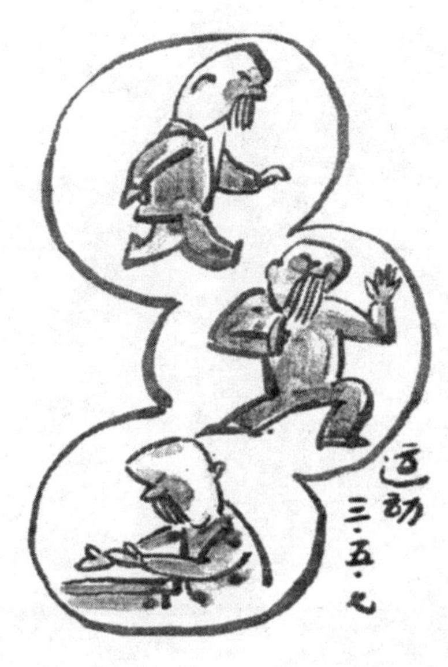

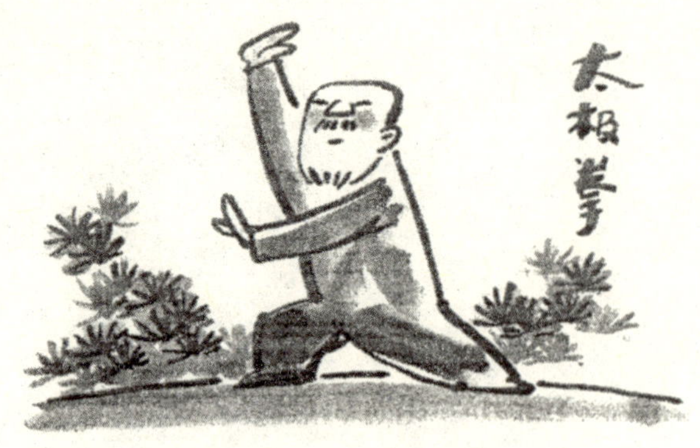

6. 太极拳

太极拳是一种传统的健身方法，它可以增强大腿肌肉力量，加强人的踏地感和稳定感，促进平衡。练太极拳的老人跌跤的可能性就极大地降低。

7. “三调”合一强身体

调身：席地静坐，舌尖顶住上颚，全身自然放松，排除杂念。

调息：自然或腹式呼吸。

调心：取良性意念（如健康、快乐的事情）。

一般锻炼 10～15 分钟，手心就有温热感，将两手捂脸上，面部也会产生热感。

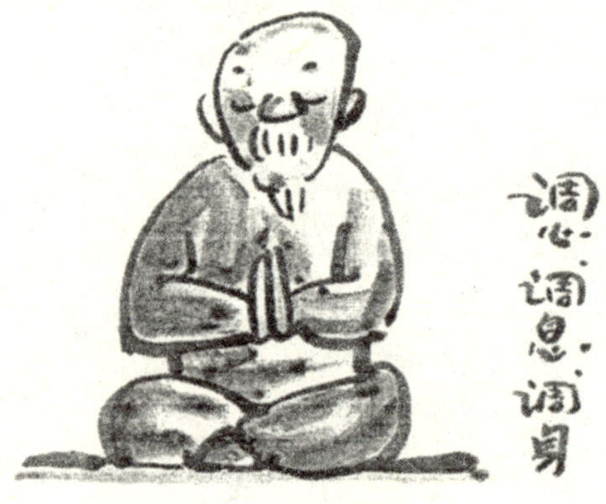

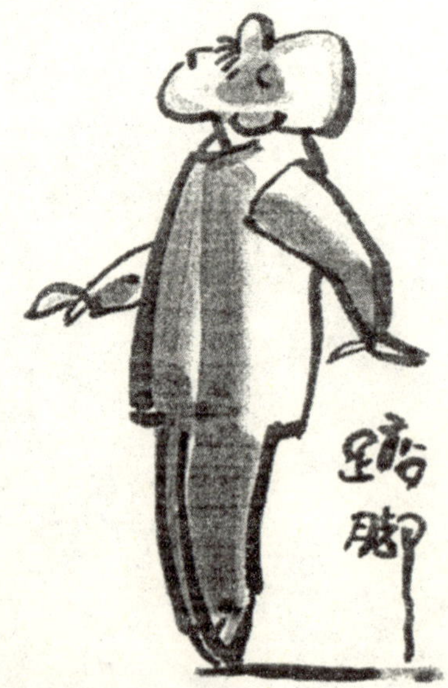

8. 踮脚

站立，双足并拢着地，用力踮起脚跟，然后放松还原，如此重复，酌情锻炼，久而久之有奇效。

9. 蹲

蹲时能挤压腹部血液，促进静脉回流，缓解腹部淤血。另外蹲时身体前倾，腰椎关节相对松弛，所以腰椎间盘突出的人，可以采取蹲来强迫体位舒展。

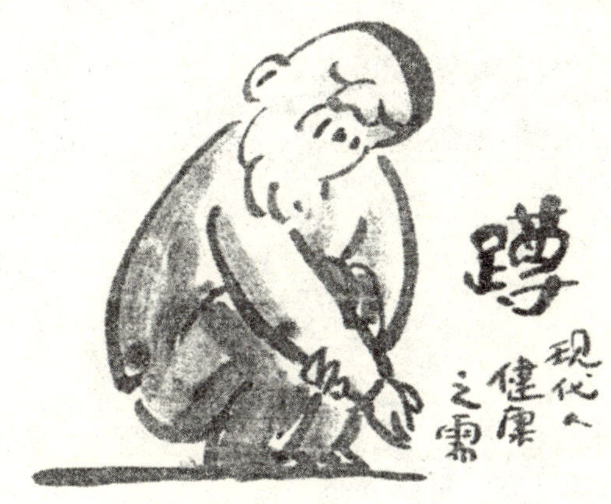

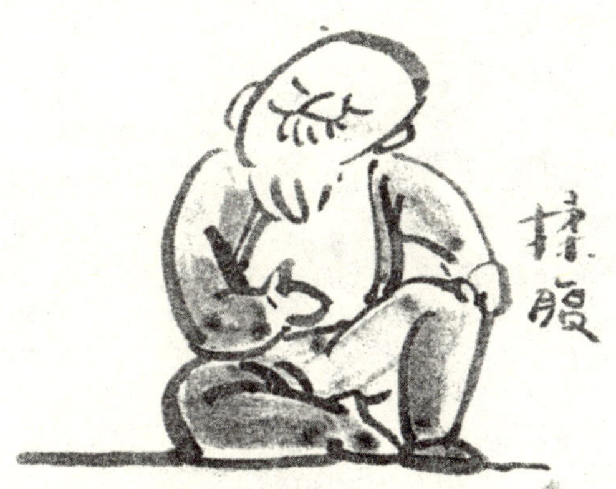

10. 揉腹

坐或仰卧位，全身放松，左手按腹部，手心对肚脐，先按顺时针方向绕脐揉 50 次，再换右手逆时针方向揉 50 次。用力适度，呼吸自然。

揉腹有助消化、治便秘等作用。

11. 高抬腿，身受益

经常架高腿可使腿部、心脏、头部甚至全身血脉畅通；减少下肢静脉倒流性疾病的发生；加速血液向心脏回流，大大提高人体组织内的氧含量，改善缺氧对人体的危害。

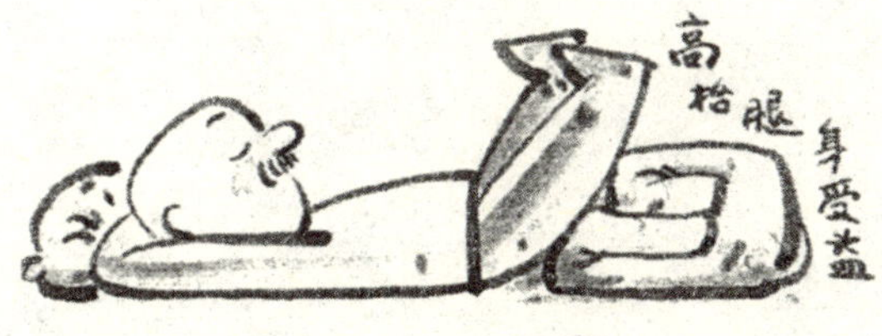

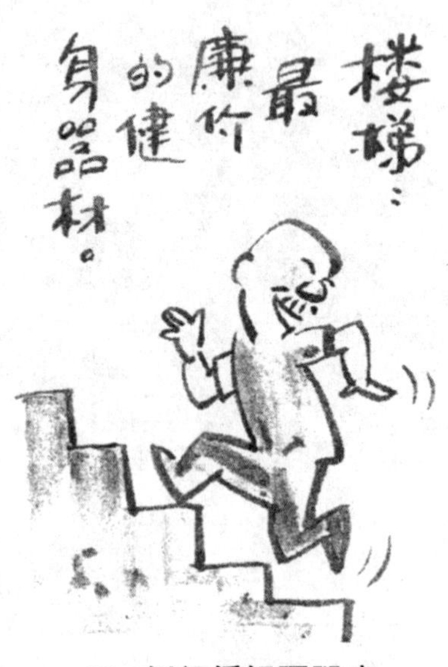

12. 爬楼梯

上下楼梯，全身运动。肌肉有节奏地收缩、放松，肺活量随之增大，血液循环畅通、加速，促进肌体新陈代谢，增强心肺功能。要注意的是：老年人爬楼梯不宜太快，且要量力而行；也有人提出：下楼动作不适合老人。

13. 倒行缓解腰腿痛

此谓“反常态疗法”。倒行时，人体姿势，骨盆倾斜与向前行时恰巧相反，可使颈部、腰部紧张状态得到相应的松弛和调适，从而有利于劳损部位的康复。值得注意的是：此项运动要选择空旷平坦的地方，步速不要太快，以防跌倒。

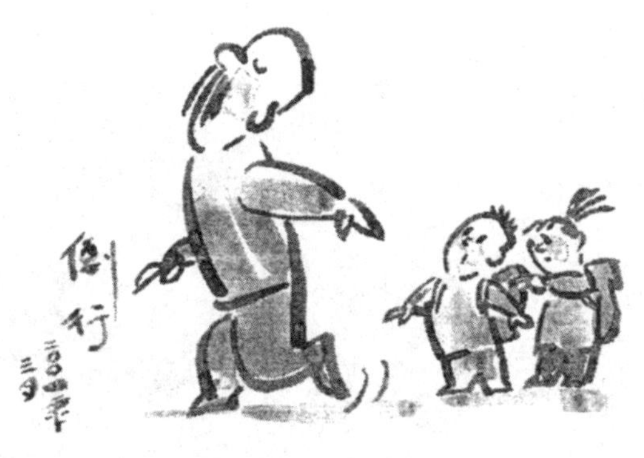

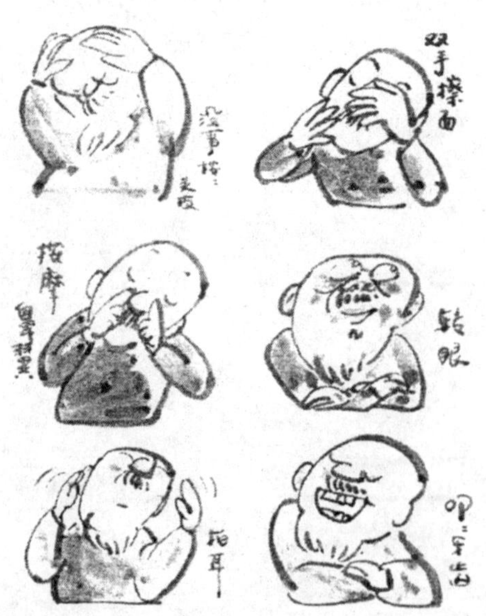

14. 养生从“头”做起

按摩头皮(顶)可促进头部血液循环，增加头发营养。

双手擦面，促进脸部血液循环。

用双手大拇指按摩鼻翼，可防感冒。

经常将眼球向左右、上下转动，可延缓视力衰退。

拍打耳朵，可消除疲劳，振奋精神。

常叩齿可起到健齿和延缓衰老的作用。

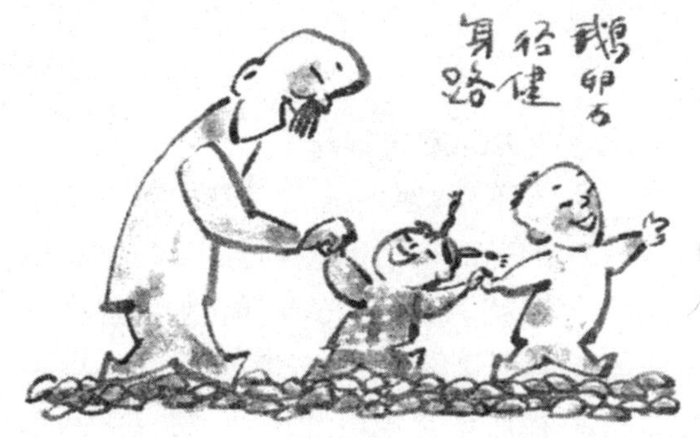

15. 鹅卵石径健康路

脚是“第二心脏”，足底下有多个重要穴位，它们交错密布。行走鹅卵石径，用隆凸鹅卵石反复“按摩”脚掌，可促进血液循环，调节人体多种机能。

16. 忙忙碌碌搞家务

成人教育家卡耐基说：“要忙碌，要保持忙碌，它是世界上最便宜的药，也是最好的药。”在劳逸结合的前提下，多做些于社会、家庭有益的事情。虽然忙碌，但思想充实，精神愉快，体现了自身的价值，这对健康十分有益。

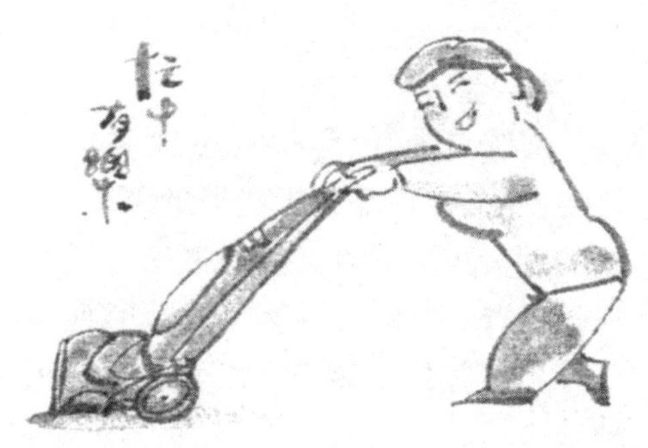

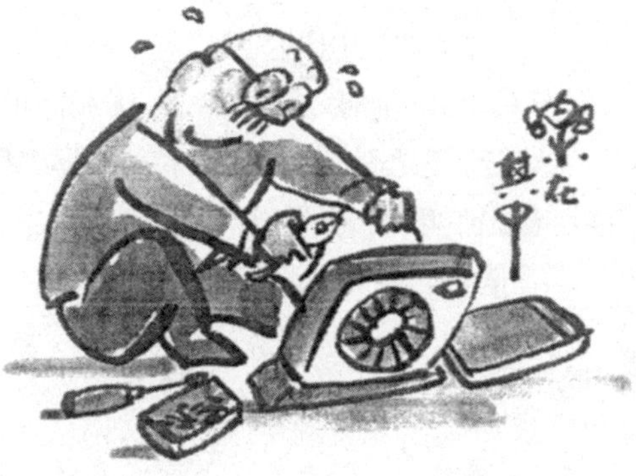

17. 修修补补自动手

如果你有一技之长，或有较强的动手能力，一些简单的家庭设施出现问题，不妨自己动手修理。修理成功不仅免得麻烦别人，自己也从中得到了乐趣，并且也是一次开动脑筋的益智“体操”。

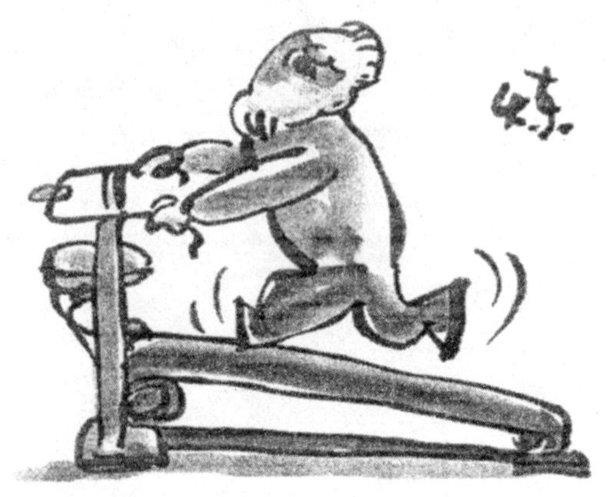

18. 室内健身

下雨、寒冬老人可以进行一些室内的运动，利用健身器进行锻炼，也可以练习健身气功、瑜珈等运动项目。千万不要勉强地在不良环境中坚持所谓常规锻炼。

19. 寿从笔端来

习练书画，能够很自然地调整全身气息，使身体各部分机能得到调节，使大脑的兴奋与抑制得到适度平衡。运笔时通过手臂、腰部等处的肌肉运动，使血液循环和新陈代谢得到促进，使疾病相应地减少。

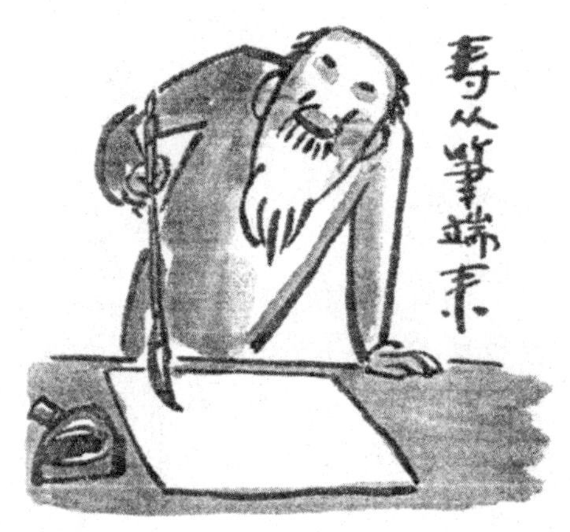

20. “唱出”健康

唱歌能使人振奋，激发人体的潜能，使之从静止状态转入活动状态。唱歌时的腹式呼吸会增大肺活量，有利于代谢和血液流通。

老年大学

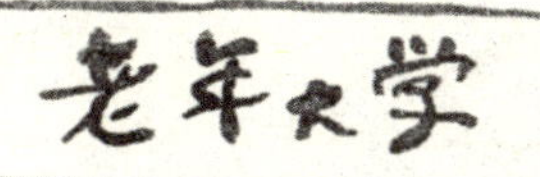

21. 活到老，学到老

健身首先要健脑，以推迟脑衰老。学习是脑功能的最好“保护剂”，所以老年人不要放弃接受教育的权利，通过终身学习来运动你的脑、锻炼你的脑、丰富你的脑。

心智活动是维持
脑活跃与灵敏
的关键

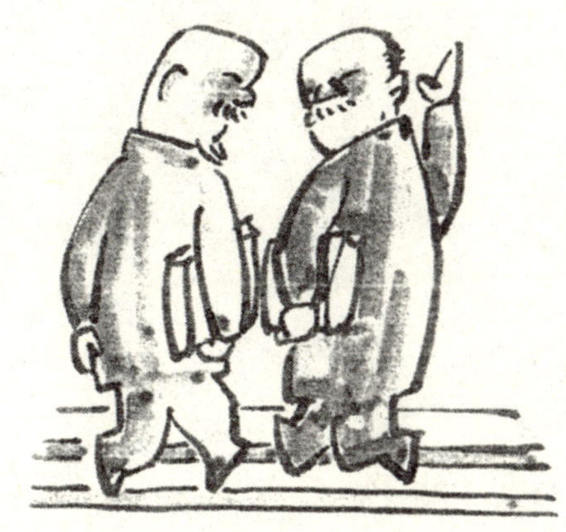

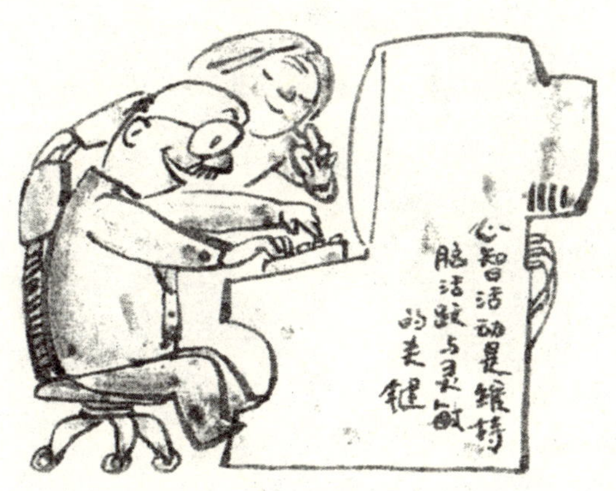

22. 电脑上网看世界

老年朋友要走出自我封闭的怪圈，用知识和文化武装自己，对国家时事、政策法规、文学艺术、网络知识都应该掌握、了解，追求科学搭配每一天时间，做到井井有条，张弛有度。

23. 下棋

人脑就像一部机器，不用也会“生锈”。因此经常用脑，给以各种适度的良性刺激，与废用性萎缩作斗争。下棋就是十分可取的益智性健脑运动。

对弈

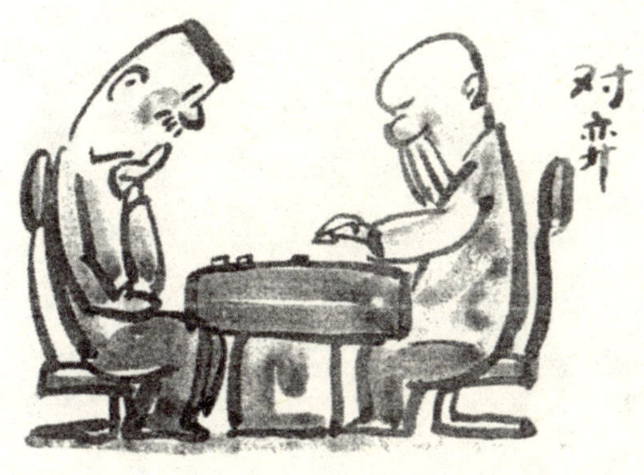

"读"出健康

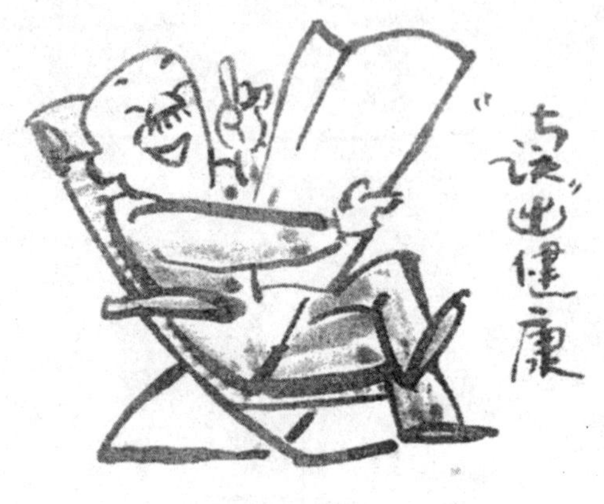

24. “读”出健康

读书、读报，读出健康。

因为读书要用脑，多动脑有益人体抗衰老。

读书、读报拓宽视野，开阔心胸，明辨事非，陶冶情操，有益于提高生活质量。

读书、读报给你送上一份科学与文明的精神健康套餐。

◎ 戒烟限酒

1. 烟害猛于虎

香烟中的烟油由数千种化学成份构成，包含各种酸、乙二醇、乙醇、酮氧化氢、一氧化碳等腐蚀性和毒性气体，许多是致癌物质，肺癌等呼吸系统疾病和中风疾病，不少就与吸烟有关。故谓吸烟之害猛于虎。

香烟

2020年
烟草消费将可能
成为个人最大的健
康问题

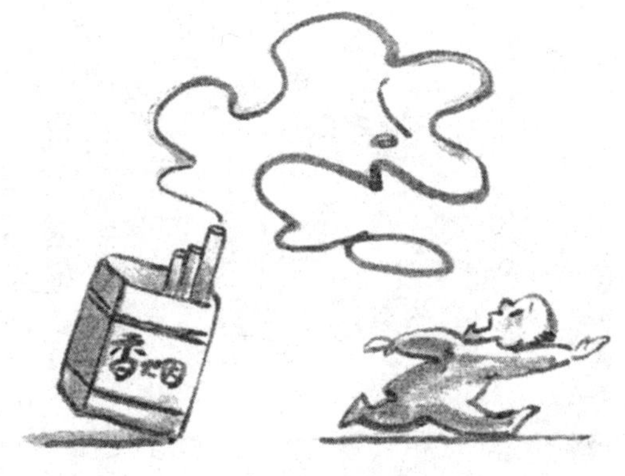

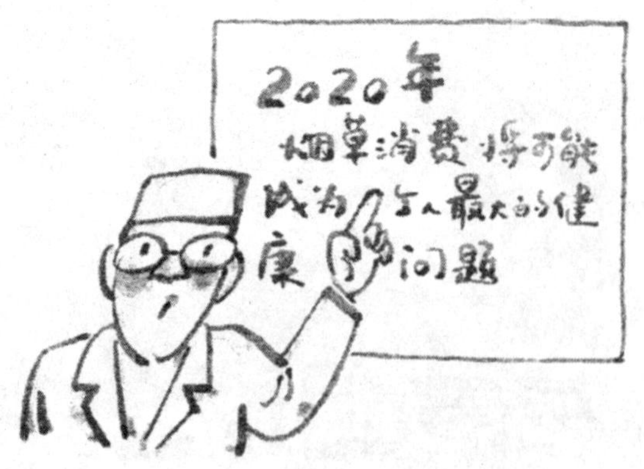

2. 可怕的“抵消”

烟草引起的死亡，将抵消由科学对付非传染性疾病所带来的益处，每年 500 万人死于与吸烟有关的疾病。

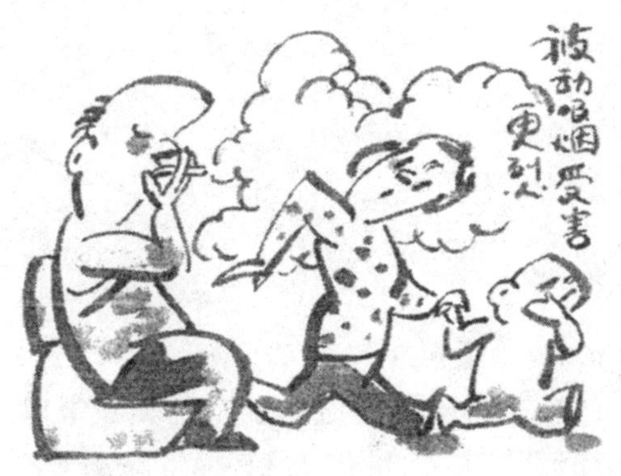

3. 被动吸烟受害更烈

吸烟者吐出的烟，称“二手烟”，其有害物质的含量特别高。因此吸烟者会使周边的人因吸“二手烟”而危害健康。先生吸烟，太太被动吸烟，肺癌死亡率增加一倍。孕妇吸入“二手烟”则殃及胎儿健康发育。

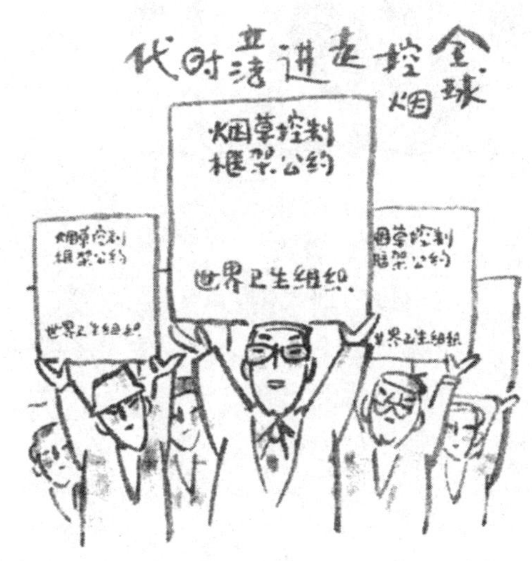

4. 全球控烟走进立法时代

世界卫生组织二〇〇五年二月二十七日公布了《烟草控制框架公约》，此公约的生效，彰显了各国携手解决吸烟致病、致死问题的决心，有望拯救千百万条生命。

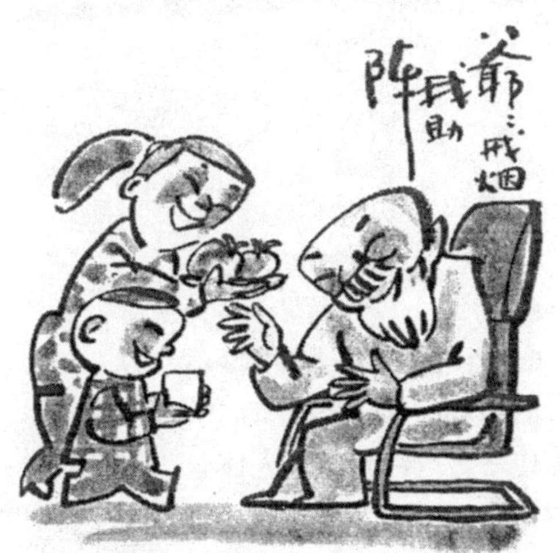

5. 戒烟要有诀窍

一谓多喝水；二曰勤洗澡；三要少社交；四应常散步；五与烟友联手戒。

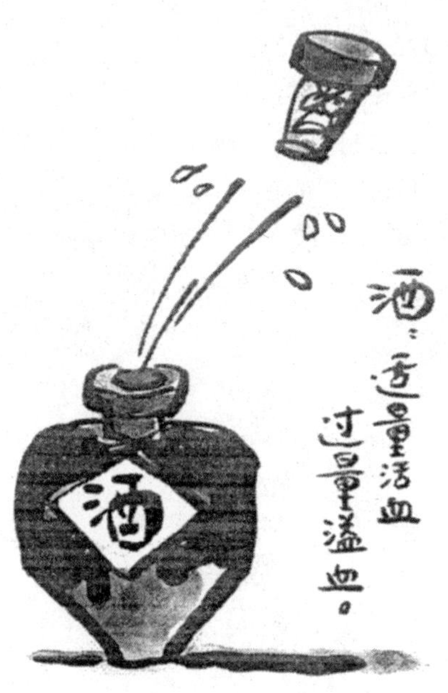

6. 饮酒适量

适量饮酒可以活血化瘀。各类酒中以红葡萄酒最好，饮量每天 25～50 毫升（半两至一两）；黄酒一天以 50 毫升为宜；啤酒 300 毫升左右。提倡不喝白酒。

7. 喝酒悠着点

浅斟慢酌别太忙，
空腹喝酒不适当。
好酒适量莫贪杯，
逞强干杯不可仿。

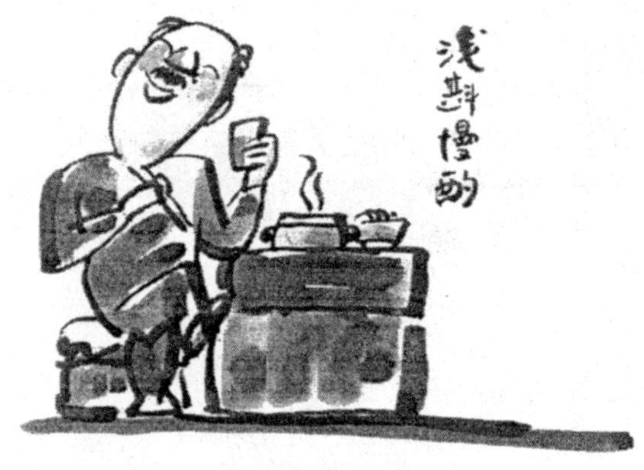

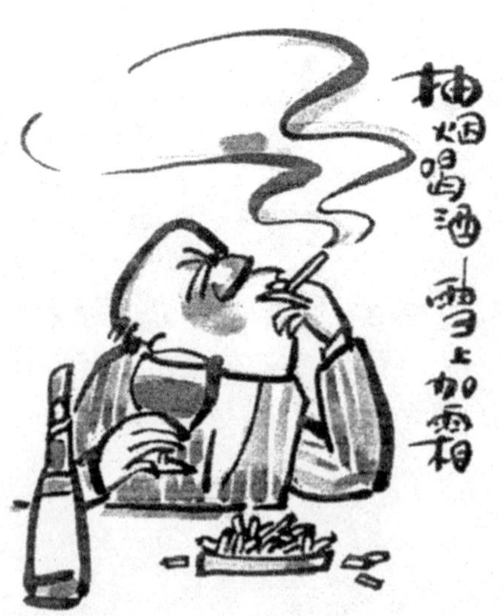

8. 抽烟喝酒雪上加霜

酒精可以加速溶解烟中的有害物质，从而使之透过黏膜侵入人体。

9. 饮酒“五不宜”

不宜生食红薯（不易消化）；不宜吃柿子（易腹泻）；不宜吃刺激性食物（易伤胃肠）；服用感冒药、安眠药、镇静剂时不宜喝酒（增强药性易产生危险）；肝炎、糖尿病等患者不宜饮酒。

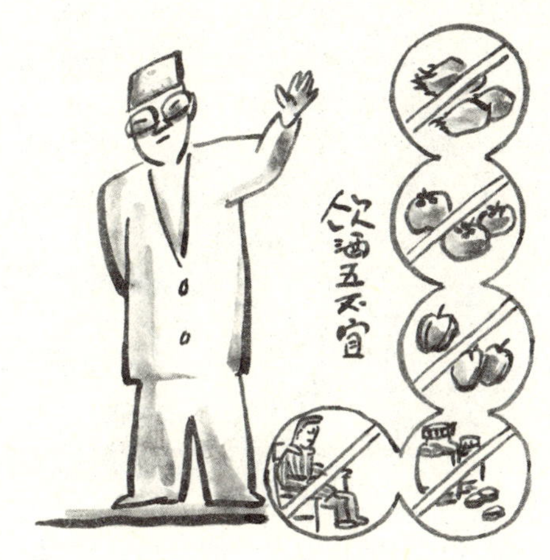

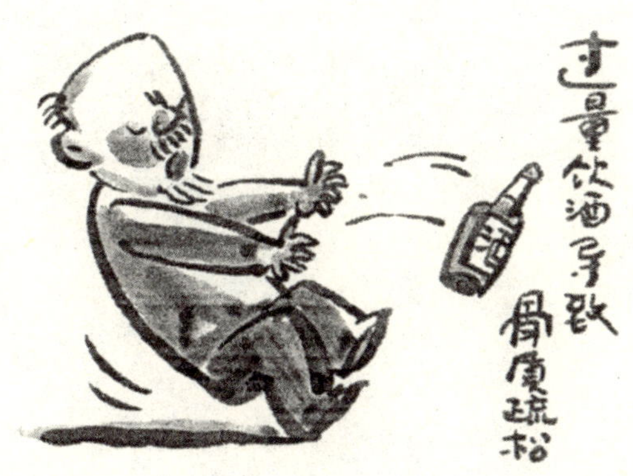

10. 骨质疏松，酒是元凶

长期大量嗜酒，骨骼中的钙离子会受损耗，而钙离子是骨骼健壮的主要角色，所以过量饮酒会导致骨质疏松症。

11. 醒酒误区

喝醋：加重肠黏膜的刺激。

浓茶：造成便秘。

汽水：可引发血压迅速上升。

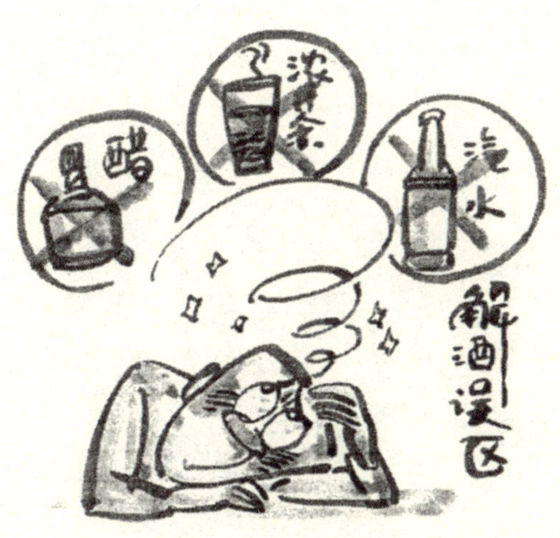

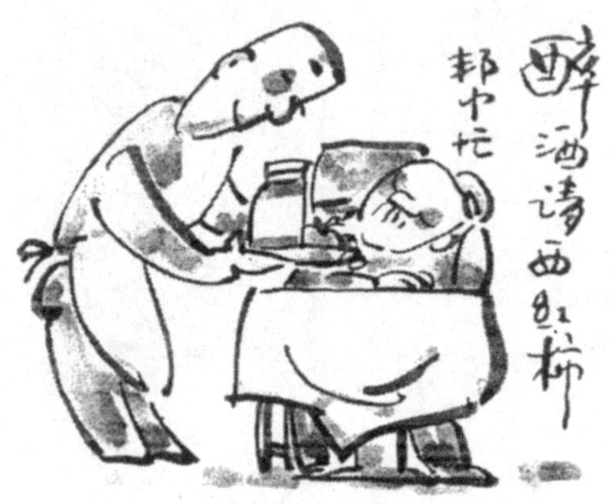

12. 醒酒与西红柿

醉酒呕吐后人体急需补充钾、钙、钠等养分，西红柿汁是最适合的饮品。

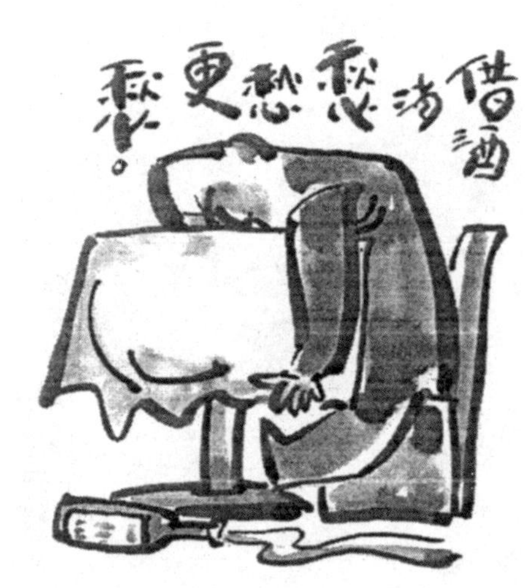

13. 借酒消愁愁更愁

酒有一定的刺激性，喝酒会使情绪更加波动，不快的心情更加痛苦。

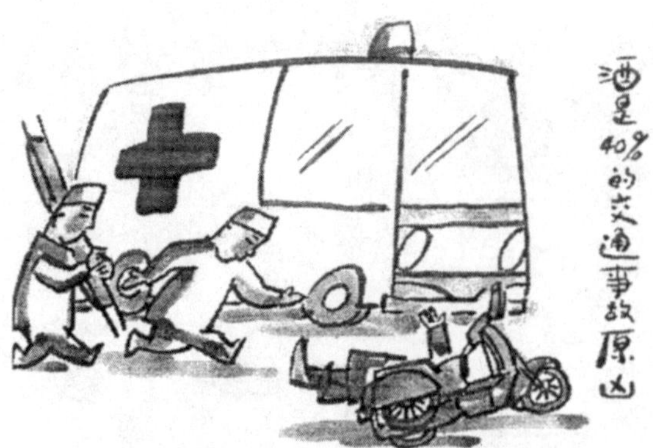

14. 酗酒酿恶果

40％的交通事故、50％的犯罪、20％的重病，都与酗酒有关。

◎ 心理平衡

1. 笑对人生

平衡心理是保健措施中最重要的环节，它的作用超过一切保障作用的总和。

健康离不开好心情。

生活像镜子你笑他也笑，你哭他也哭。

善良
寬容
乐观
淡泊
四要

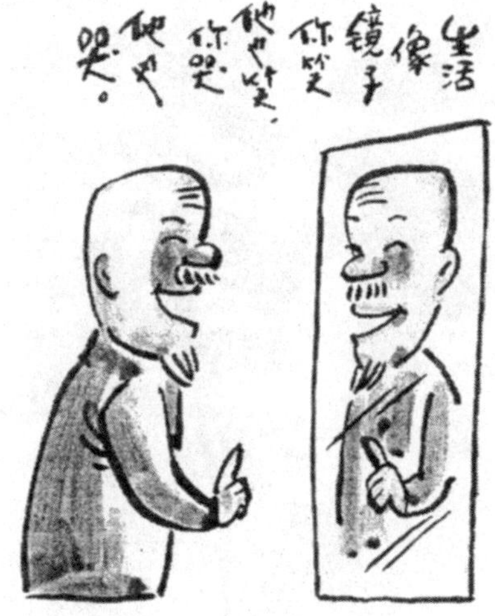

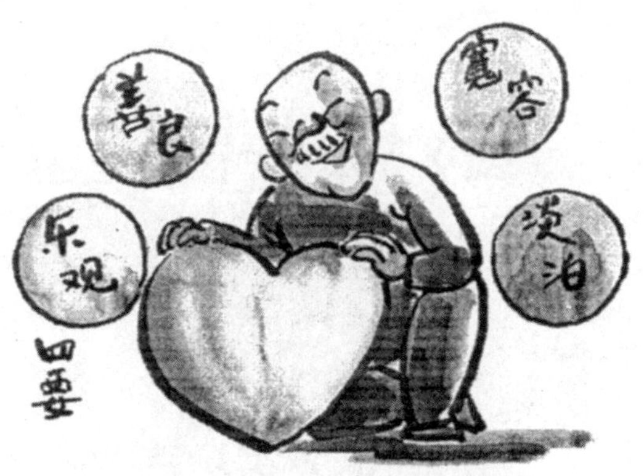

2. 养心“四要”

一要待人善良；
二要宽容他人；
三要凡事乐观；
四要淡泊名利。
此“四要”乃心理平衡之良“药”。

3. 爱心常在

“爱人和被人爱，都是幸福的”。因为爱是心理健康的源泉和表现。

愛心是健康人性的完善体現。
希望工程

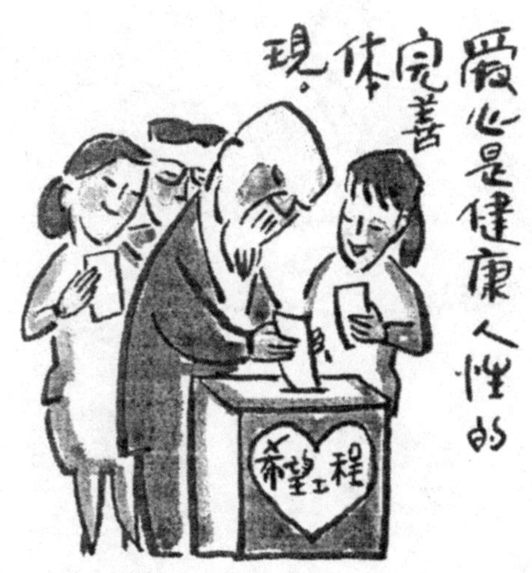

福
家宽不如心宽，
量大才是福大。

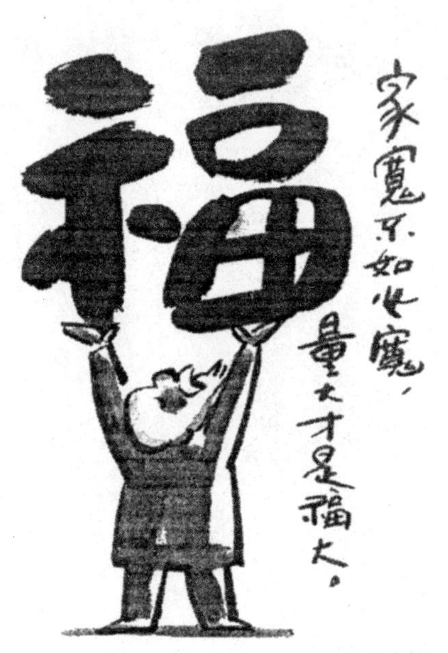

4. 心宽

心宽是一种良好的心态。它让人处事豁达大度，不被名利诱惑，不被琐事缠身，一切顺其自然，活得轻轻松松。

5. 三个“快乐”

助人为乐：是人生最大的快乐。

知足常乐：是无烦恼的快乐。

自得其乐：是最经得起磨难，最有远见的快乐。

好心态
三个“快乐”

淡泊名利
可以使你
身轻如燕

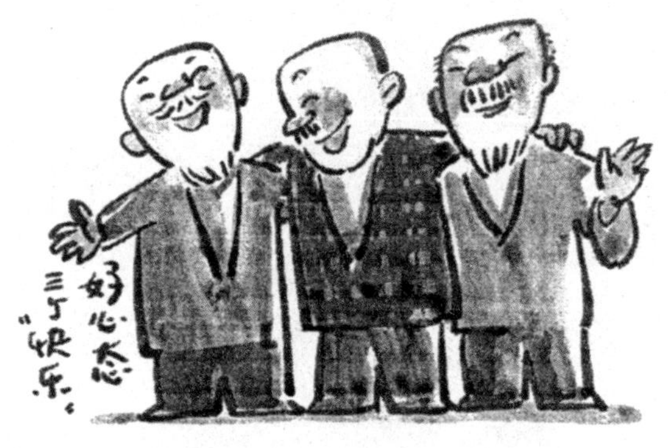

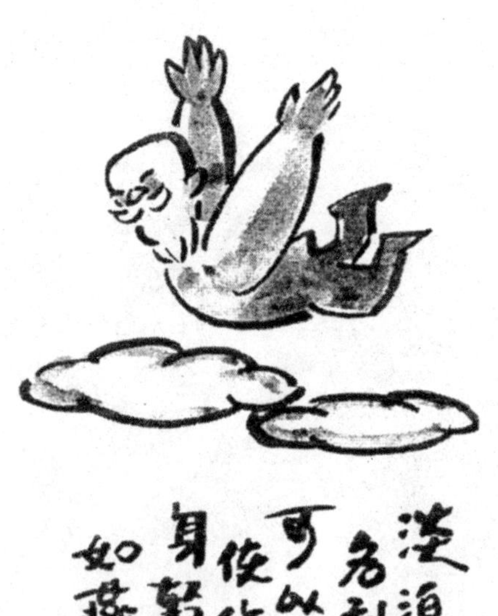

6. 淡泊名利

世上真正的幸福不是金钱、地位，真正的幸福是内心的感受。“名利一把锁，摆脱才轻松。”

恐惧
惊吓
发怒

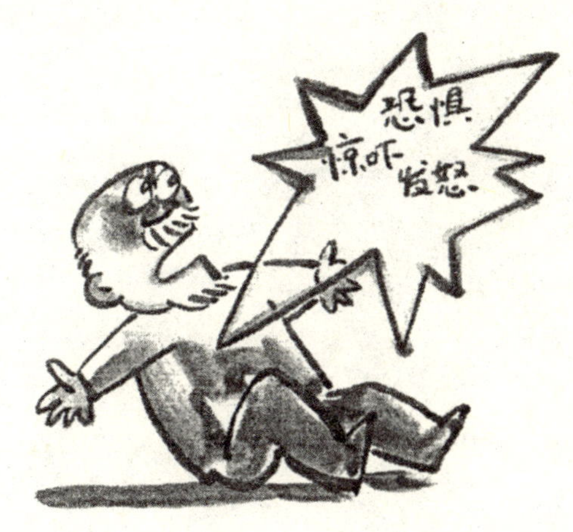

7. 七情致病

中医认为，过度的喜、怒、忧、思、悲、恐、惊七情变化，都会影响健康，其中恐、惊、怒尤为有害，要尽力避免。

嫉妒是自己配制自己吞服的毒品

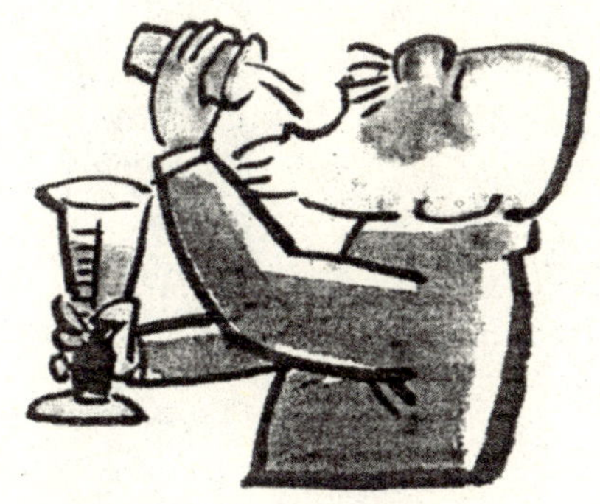

8. 嫉妒＝苦果＋毒药

当今社会正处变革时期，很多利益在调整。这中间，也会发生一些不尽如人意之事，如何看待这些事呢？悲观地看：你天天可以生气。乐观地看：这是暂时现象，一切会好起来。无谓的攀比是造成心理失去平衡的结果。

9. 制怒

怒是人体中的一种心理“病毒”，它会使人闷闷不乐、低沉忧郁，进而阻碍情感交流，导致内疚与沮丧。

你发怒一分钟
就会失去六十秒的幸福

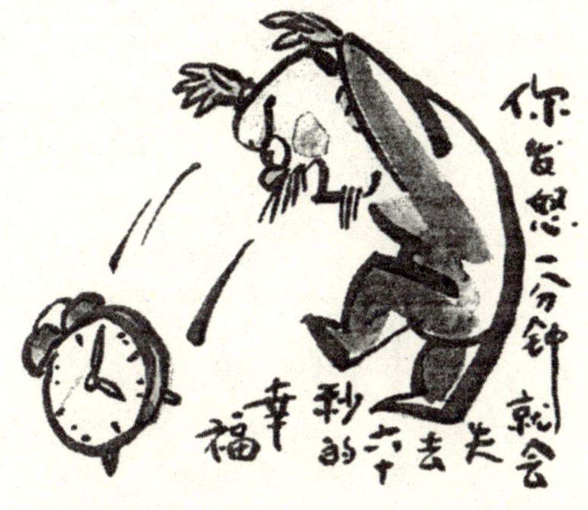

病
情绪波动致病
健康
情绪安全健康

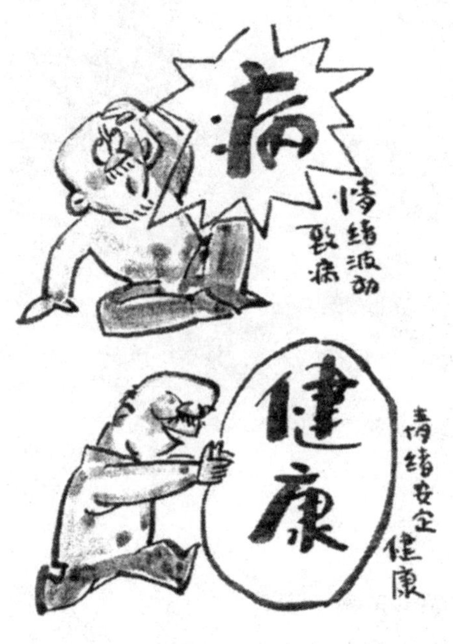

10. 情绪可培养

要善于自寻其乐，遇事往好处想，对待矛盾应宽容大度。

11. 暗示的力量

很多所谓的“病”，往往是自己猜测，或受一知半解者的误导而致，身体的不适，应该去医院就诊。高明的医生，有时一两句话，你的“病”就会无影无踪。

二〇〇四年

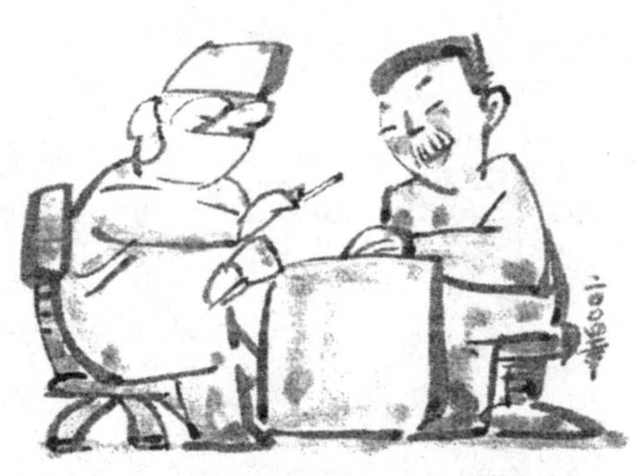

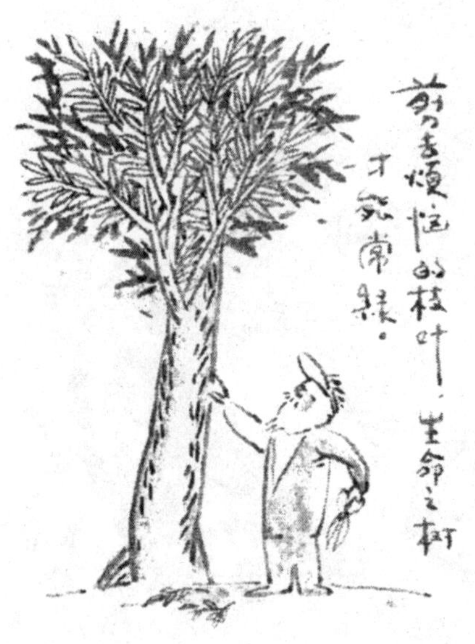

12. “剪枝”

心理有时会出现障碍，可以通过自我反省、朋友谈心、亲人劝慰，最后得以调整。这就好比适时地为树木剪枝、“整形”。

13. 气量

成败得失，人生常事。凡事只要看得开、想得穿，其关键是“气量要大”。

周瑜三气身亡，怪谁？只能怪他自己氣量太小

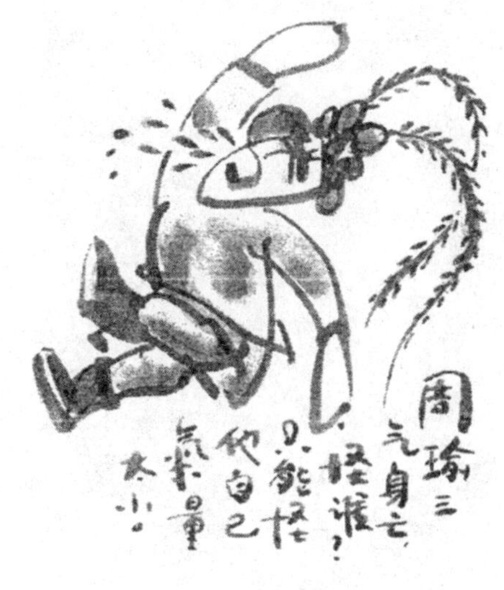

14. 营造快乐

最健康地塑造自己，就是使乐观成为天性。

15. 六字方针

“太好了”、“没关系”六字方针，它可使你在日常生活中面对成败得失平静如水。

太好了
六字方针
没关系

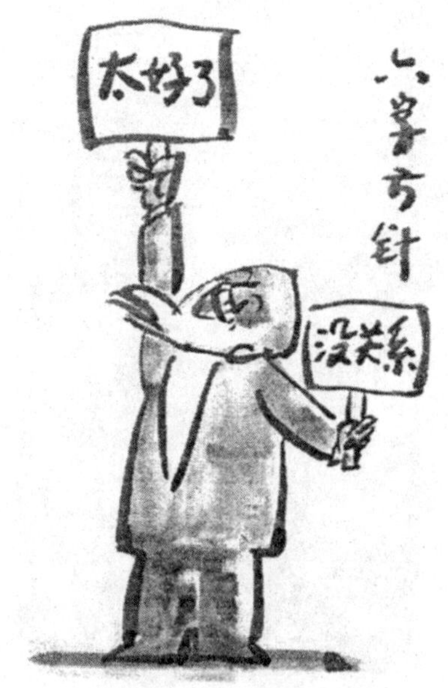

童心不泯，
長壽長樂

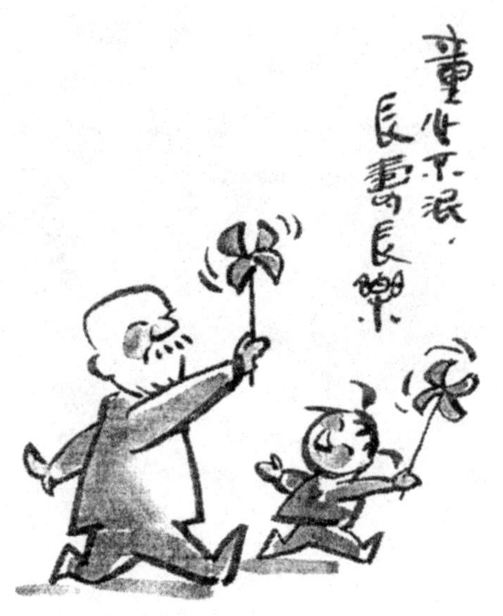

16. 童心不泯

保持童心的人，是没有暮年的人。

笑：老少皆宜
绝无副作用
的健康
滋补
品
笑話

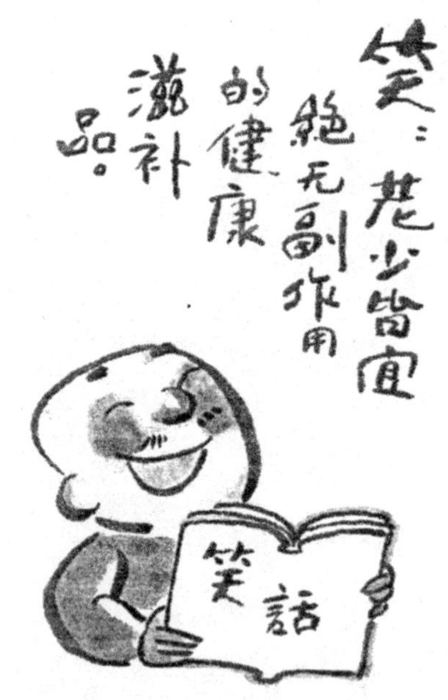

17. 笑口常开

1 分钟大笑，相当于 45 分钟运动，可令你容光焕发。笑是一种最好的“补药”，它可激发人体各个器官的潜能，尤其是调整大脑和内分泌的活动。因此笑有助于神经系统的稳定和免疫力的增强，对人体健康十分有利。

乐与疾病和解

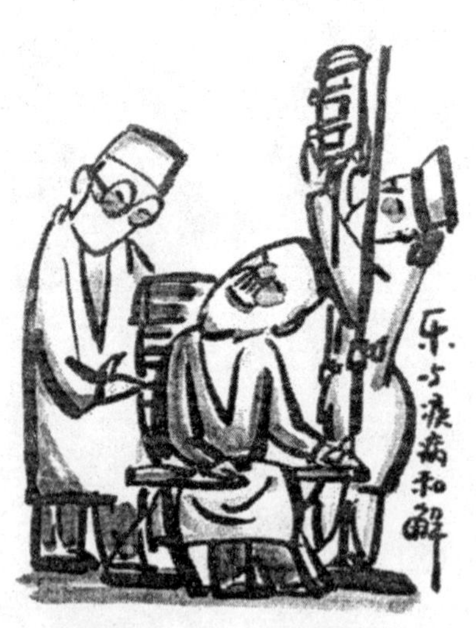

18. “乐”解疾病

病了，你千万不要烦恼。相反要把生病作为一种颇为值得“庆幸”的体验，从而增长自我保护的意识。一旦挥手告别疾病，你会在健康长寿的路上走得更稳健。所谓“有病有寿”，就是这个道理。

事从容则有余味
人从容则有余年

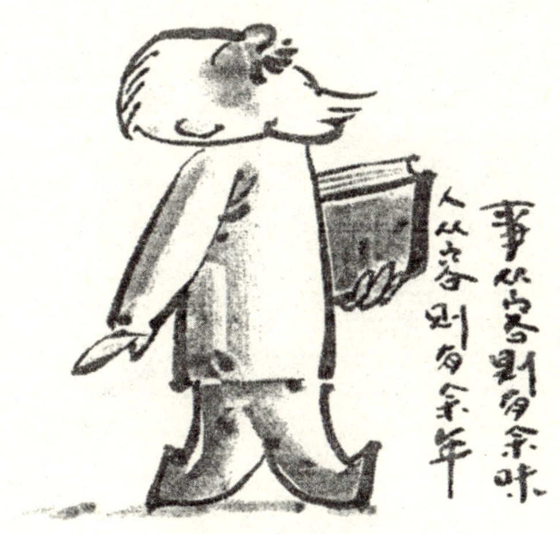

19. 从容人生

从容的心态，无烦无恼，快乐轻松，人体内会分泌出多种有益的物质，促进血液循环，协调各种机能，增强免疫力，延缓大脑衰老，使人健康长寿。

镇定自若

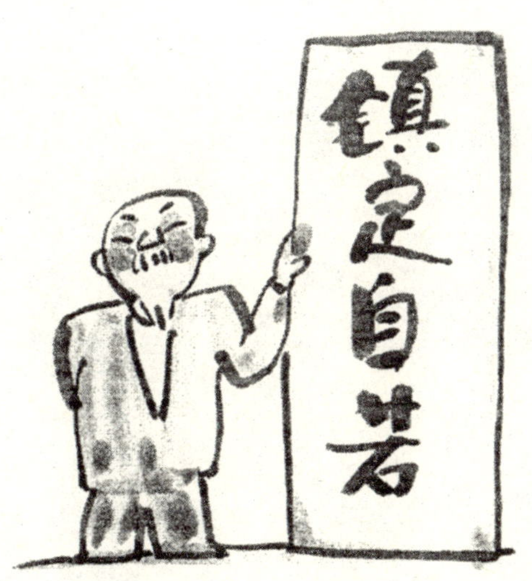

20. 镇定

如果你对一件事无能为力，就不要为它烦恼……尤其是对待病痛侵袭。此时除了积极配合治疗外，另外应该有一个信念——“这将会过去”、“一切会好起来”——以乐观的心态面对暂时的困境。

“镇定自若”往往是疾病的克星。

◎ 保健常识

1. 出门记住五句话

走好

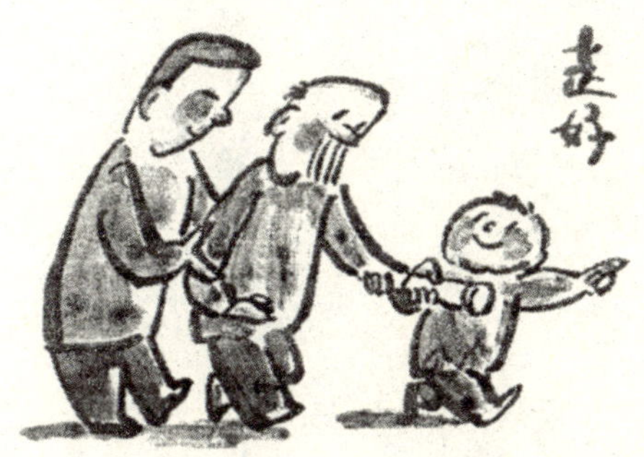

一是老人出门，尤其是夜间不宜独自一人。二是如必须外出，最好有人护送，且不宜太远。三是夜间行走要备有手电。四是穿马路走斑马线、天桥、地下通道等设施。五是在路边行走时，尽量与车行方向相反。

2. 洗澡的学问

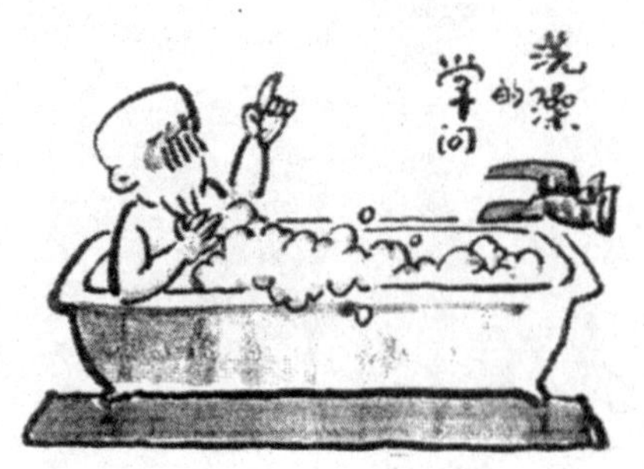

水温不要太高：以25～40℃为宜，过高水温会使血管扩张，对大脑有抑制作用。

时间不宜过长：久浴会影响内脏血液供应，使人虚脱。

饱食或空腹不宜入浴：饱食后洗澡妨碍消化；空腹会引发低血糖。

肥皂不宜过多：过多肥皂会刺激皮肤。

患病时不宜入池：此指不能调水温、室温的公共浴池。

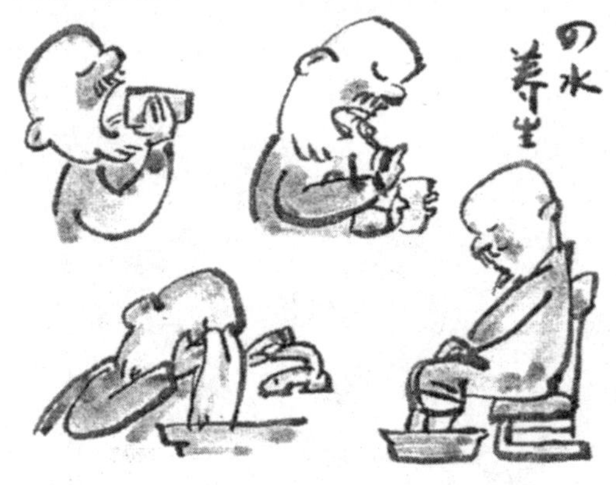

3. “四水”养生法

晨起饮开水、刷牙用温水、洗脸用冷水，睡前洗脚用热水。

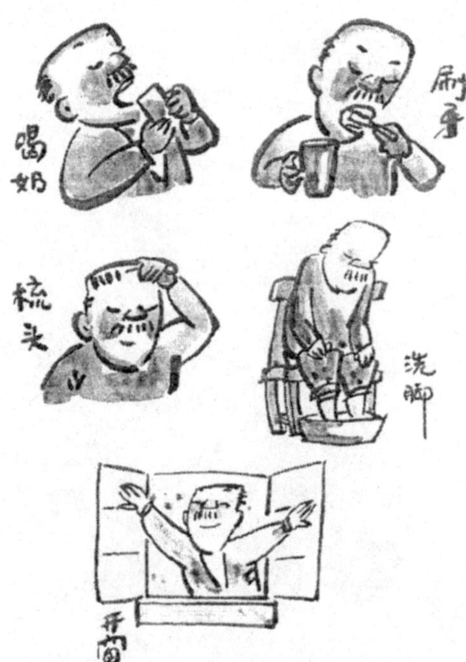

4. 晚间不忘五件事

一不忘刷牙：牙齿保健，帮助睡眠。二不忘喝水或牛奶：安神镇定。三不忘梳头：使头皮发热，血液流通，有助安眠。四不忘洗脚：热水洗脚，对大脑产生刺激，使血液流畅，有安眠消除疲劳之效。五不忘开窗：使室内空气流通，有利睡眠质量。

5. 体检

定时体检，是把住健康的一扇门，它可以让我们在疾病处于萌芽状态时得到及时治疗。治疗越早，效果越好。

体检
防患未然

信息超载
从容相对

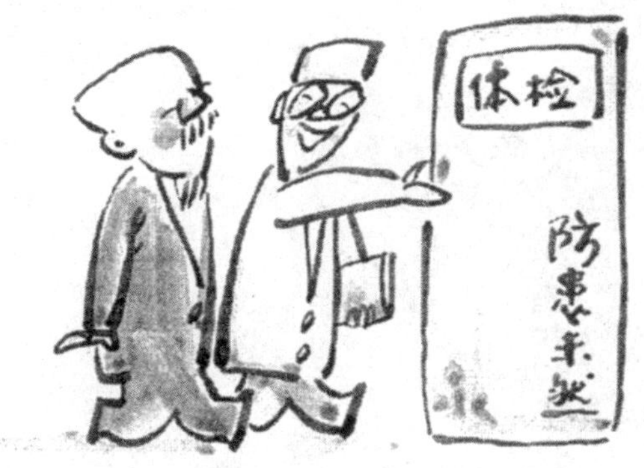

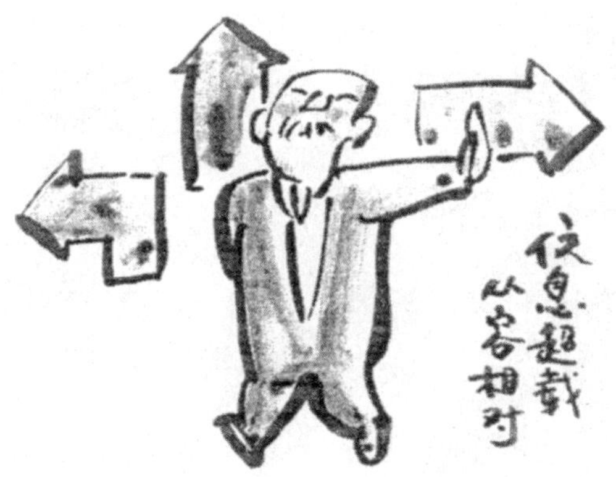

6. 健身方案个性化

健身运动不少，健身食品无数，健身道理千万条，必须进行选择，选择的方法是：“以人为本”——即以自身条件、生活环境、经济状况去进行有序地安排调试，最后制订一个真正适合自己的健身方案。

7. 提防游医、假药

游医不可轻信，街头销售的药品要提防。药（包括保健品）不能乱服，“对症下药”才是正道，一般服药要在医生指导下进行。

什么药都吃
什么病都治不好

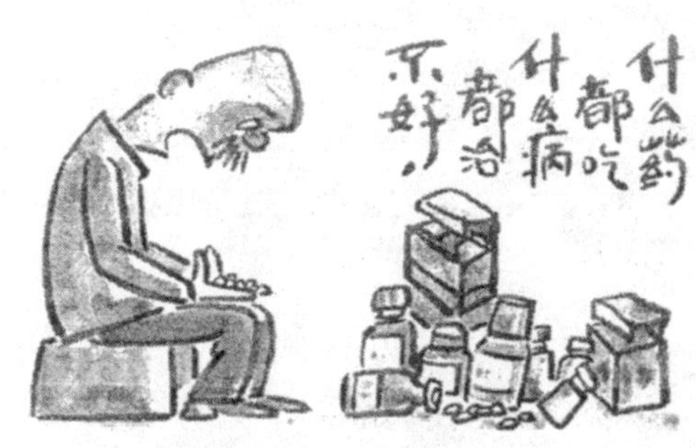

有备无患

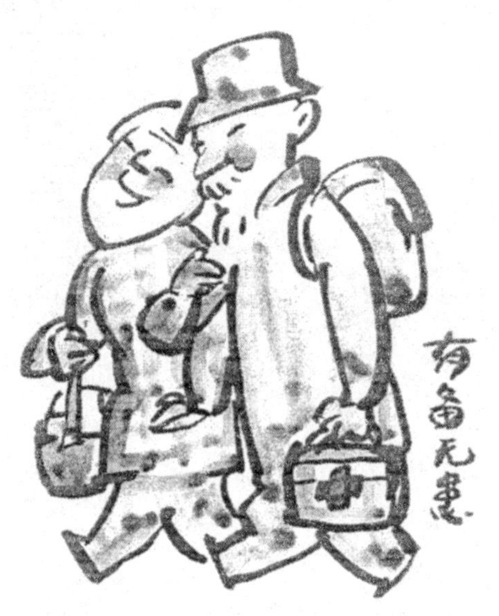

8. 探亲、出行五提防

一防远：太远会影响体力，身心疲惫，不利健康。二防急：出行不能太匆忙，要缓慢而行。三防病：随身带上常用药，以备不时之需。四防冷食：旅途中生活习惯改变，而冷食易诱发肠胃病，故以不吃冷食为好。五防风寒：带好随身衣服，随时添加。

◎ 享受生活

1. 话聊

聊天是人生的一件乐事，是延年益寿的良方。值得指出的是，聊天必须聊出情趣，聊出品位，这样才能聊出健康和快乐。

话聊

在旅游中全身放松，快乐地享受大自然的给予。

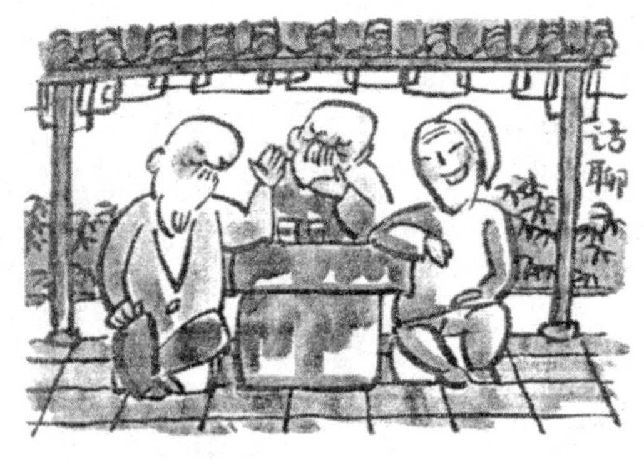

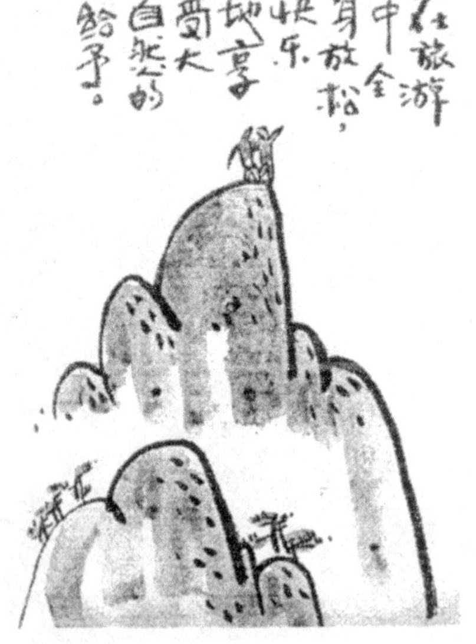

2. 旅游

“青山绿水育人寿”，旅游去吧，走进大自然怀抱，放松你的心情。

3. 亲情

家庭和谐亲情暖，
敬老爱幼乐融融。

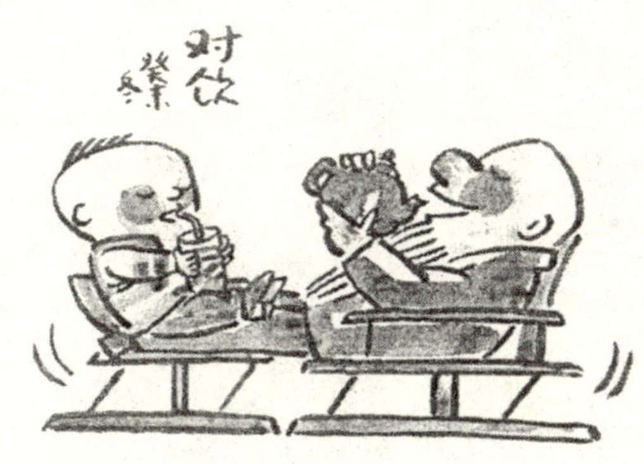

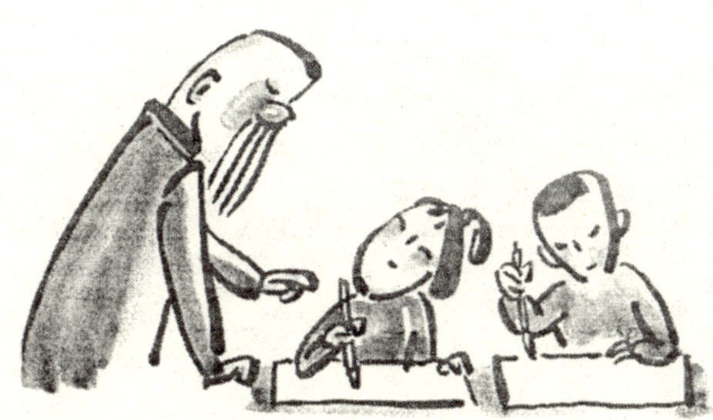

4. 发挥余热

老人有老人的知识积累、丰富经验，不少特长可以传授后人，让技艺、知识后继有人。

5. 人到无求心自安

心的佳境，淡泊宁静。冰心老人说：“人到无求心自安宁。”清心寡欲，看轻功名利禄，这就是一种最快乐的人生。

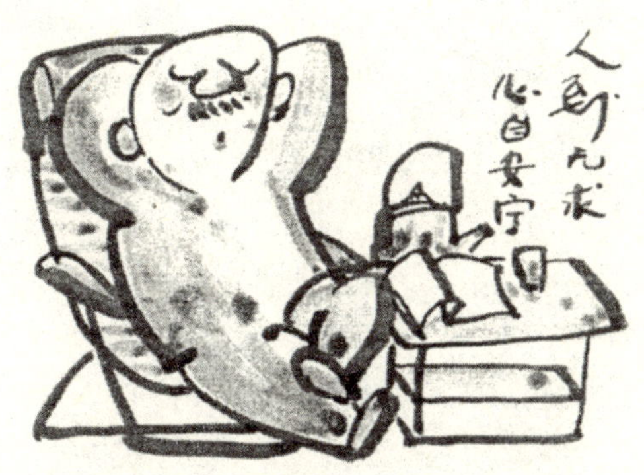

绿色世界给你带来无限的生机

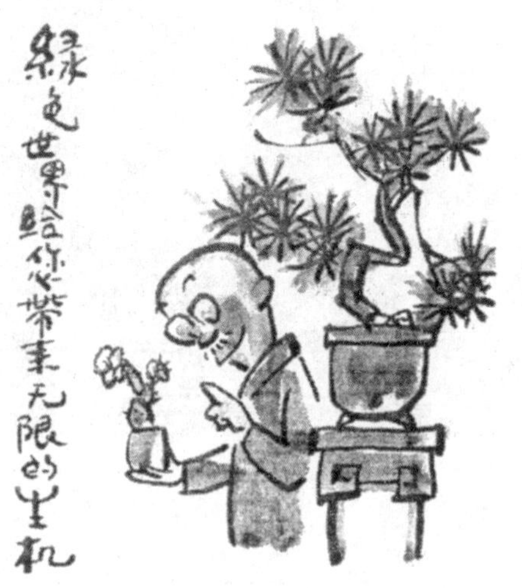

6. 养“绿”

书房里放些常绿植物，除了点缀环境外，还能护眼养眼。绿色植物还可以调节空气，使你在舒适的环境中享受回归自然的乐趣。

7. 仙人掌助你防辐射

电脑、电视机都有一定的辐射线，故不能长时间观看。仙人掌具有吸收辐射的功能，为此建议你在电脑、电视机前放一盆仙人掌，以减少辐射对你的危害。

仙人掌有助于减少辐射

无人敲门书作伴

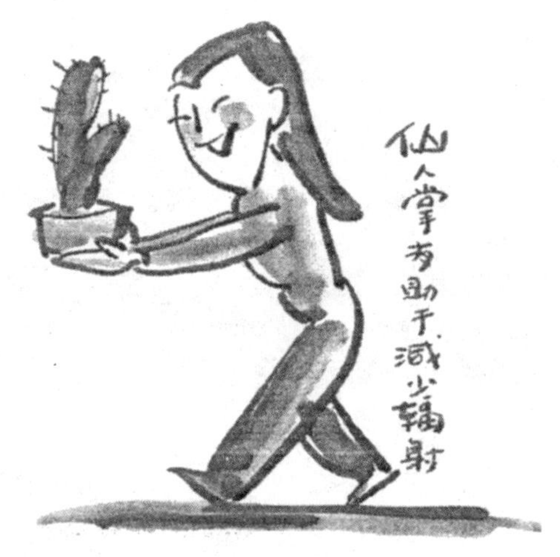

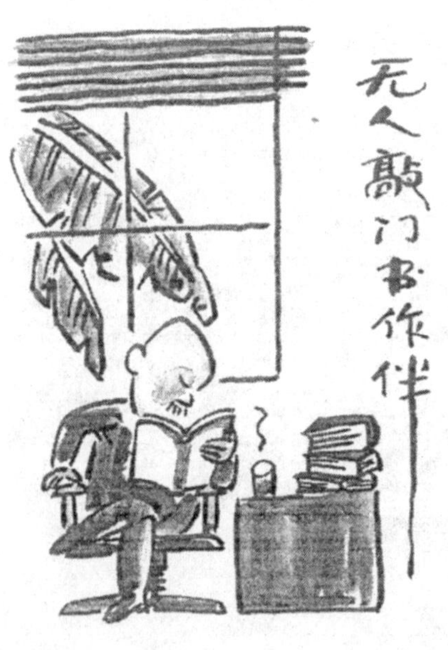

8. 享受寂寞

在安静的环境中看书、写字、作画也是一种享受。“心如明月，物我两忘，可与天地同寿。”

9. 排除忧郁

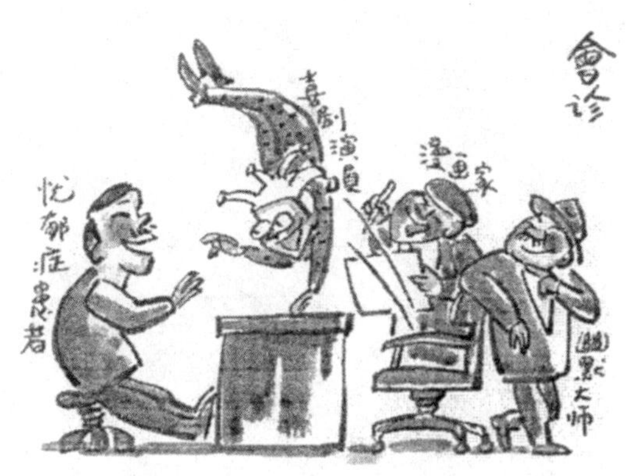

忧郁症是一种十分有害的心理疾病。排除忧郁的具体办法是：结交开朗幽默的朋友，平时多看漫画，多听相声、笑话，要珍藏生活中的快乐，时常回味品尝。

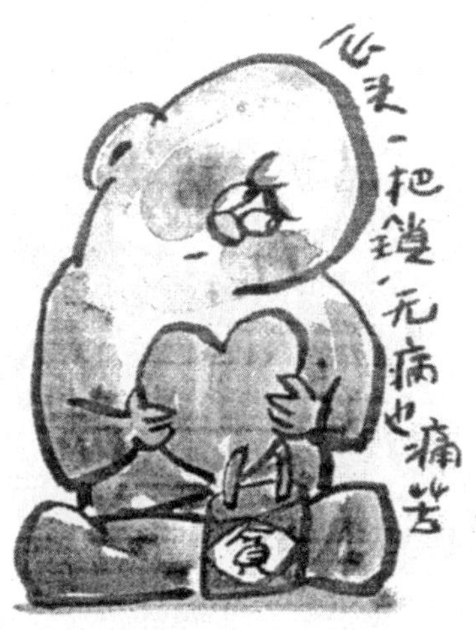

10. 切莫太贪

得之淡然，失之泰然，是健康心态的最好伴侣。欲望太高，自寻烦恼。

11. 玩不失度

娱乐游戏是生活中不可缺少的"调味品"，但也要掌握一个度。长时间熬夜打牌、搓麻将会使精神过分紧张，导致血压升高、神经衰弱、四肢疲劳等疾病的产生。

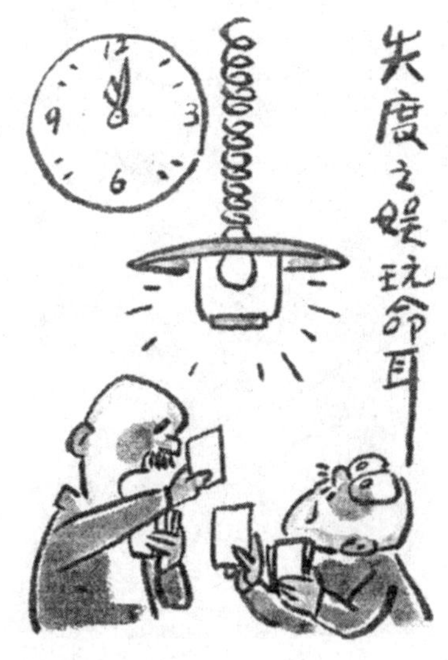

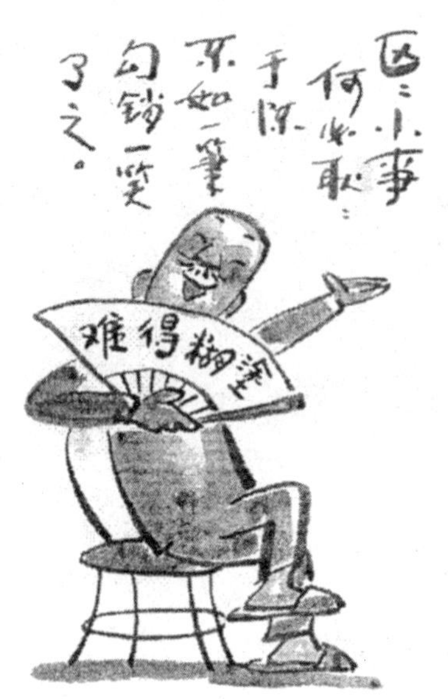

12. 难得糊涂

“难得糊涂”是大智若愚的一种表现，也是修身养性的一种高层次境界。

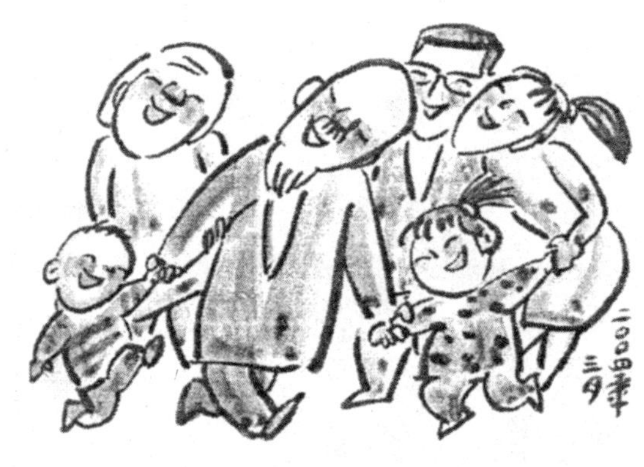

13. 有了健康，才有“小康”

只有健康的个人、健康的家庭，才能构成一个健康的“小康社会”。

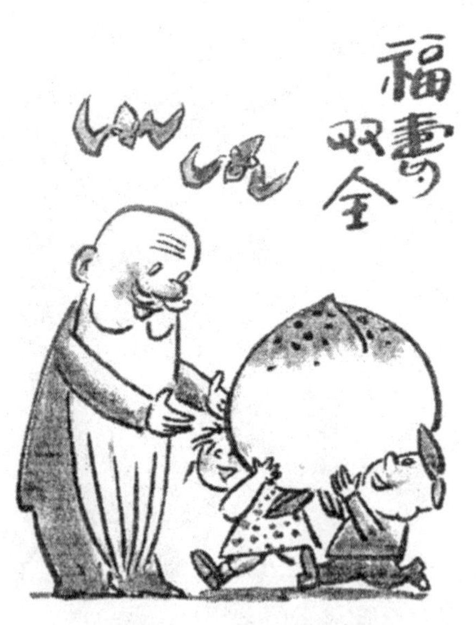

14. 福寿双全

漫漫人生路，若总能与健康结伴同行，那么福与寿也随之一起降临。

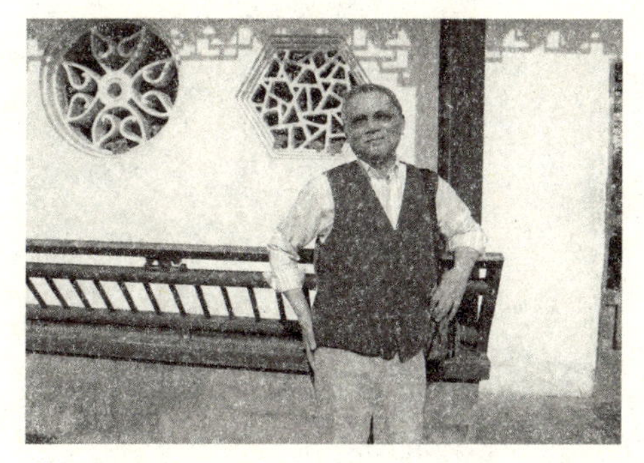

绘画作者简介：范其恢，1937 年生，江苏省苏州市人，中学高级教师，全国美术教育研究学会会员，江苏省美术家协会会员，苏州市美术家协会理事。

1976 年开始漫画创作，先后在近百种刊物上发表作品。

1988 年获《讽刺与幽默》颁发的优秀作品奖。

1989 年漫画入选七届全国美展。

1995 年古吴轩出版社出版《儿童学漫画》等十册美术教材。

1996 年举办个人漫画展。

1997 年任中国电视师范学院卫星教材《漫画的技法》主讲。

2000 年四川美术出版社出版《范其恢漫画精选》。

2002 年长征出版社出版《画说狮子林》。

2006 年上海中医药大学出版社出版《活过一百岁》，其中刊载其 120 幅健康漫画——生命之树常青。

2012 年上海浦江教育出版社出版《活过一百岁》修订版，仍保留 120 幅健康漫画。

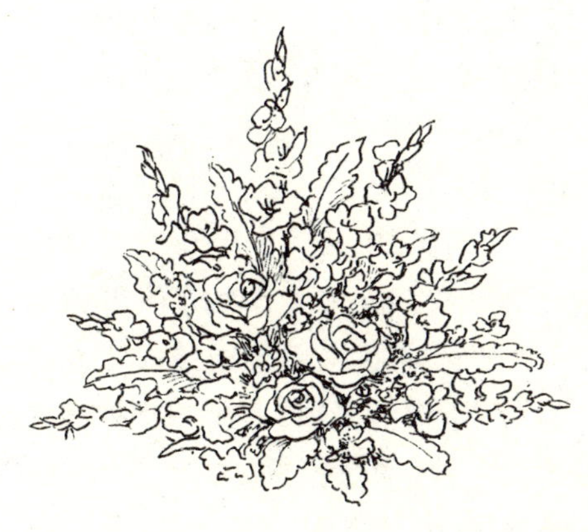

编辑手记

相信很多人都有这样的感觉：最近这几年，养生保健类图书市场，泥沙俱下，乱象丛生，甚至一些严重违背基本医学常理的奇谈怪论沉渣泛起，甚嚣尘上。普通百姓觉得很茫然，不知道到底该怎么办。

当读者拿到《活过一百岁》这本书的时候，会作何感想呢？是否也有上当受骗的担心和忧虑呢？

在这里，我们要非常理直气壮地告诉您，我们这本《活过一百岁》，不是什么奇谈怪论，没有丁点违背医学科学的实践，它只是全国各地一些耄耋老人包括敬老院里的老人饮用果蔬汁，吃黑发粥，做黑发操，修身养性，益寿延年的多年实践的真实呈现。没有半点水分，没有丝毫遮掩，认认真真，实实在在。

特别值得提出的是，我们作为正规医学院校的正规出版社，从来都高度认同并积极倡导这样的观点：这个世界上从来就没有哪一种药物适合所有的疾病，从来就没有哪一种养生方法适合所有的人，因此，我们必须指出，书中所记载的果蔬汁疗法或者叫养生法，也毫无疑问不能适合所有的人，这一点，上海交通大学附属儿童医院的著名营养学专家蒋一方研究员在其文章已经提及，在这里，为了对广大读者朋友负责，我们还要专门加以警示：**书中的果蔬汁配方，性偏寒凉，的确能够有效治疗各种以“有余”为主要表现的“富贵病”，但对于一些以“不足”为表现的人，比如经常拉肚子的人，非常瘦弱的人，非常怕冷的人，本身就以素食为主的人，以及对于配方中五种食材中的任何一种有过敏反应的人，都不能饮用或是不能长期饮用这种配方的果蔬汁的**。**这一点请广大读者朋友多加注意**。

特别需要指出的是，在当下的时代背景之下，人们的物质需求已经可以很容易地被完全满足，但随之而来的是，很多人因为生存竞争的巨大压力，心灵上背负了各种各样的沉重包袱，因此，我们在书中增加了一些修身养性方面的内容，并且借助传统中医药的知识，希望读者朋友们能通过人生和生活的实践，明白阴阳互根互用，矛盾无时不有，但与此同时，快乐、幸福和感动也无处不在的道理，从而以一种更加平和理性的思维看待这个纷繁复杂又五彩缤纷的现实世界，如此一来，在物质和精神的双重保障之下，就一定会有越来越多的人能够活过一百岁。

再次祝愿普天之下的中老人朋友健康快乐，长命百岁。